200 questions-clés sur le diabète

Savoir, comprendre pour mieux vivre

2ème édition

2ème édition
Le parc des vignes
Rue Panhard et Levassor
78570 Chanteloup les vignes
Tél. : (33) 01 39 74 67 32
email : contact@deuxieme-edition.fr

première édition Ellebore, 2004
ISBN : 978-2-36121-000-7

Docteur Éric MARSAUDON

200 questions-clés sur le diabète

Savoir, comprendre pour mieux vivre

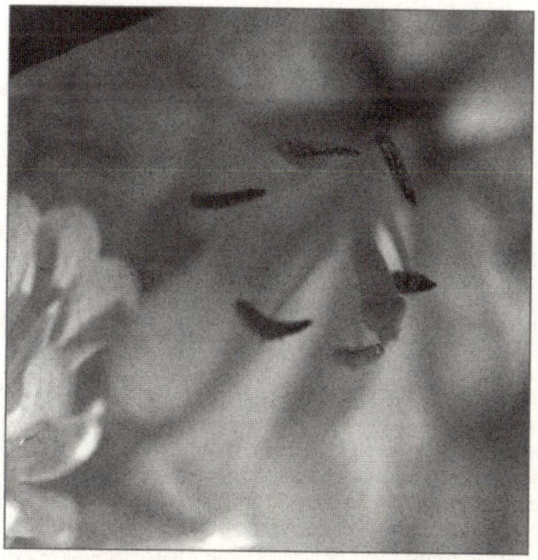

NASH Silencieuse asymptomatique

Maladie du foie Sucre Soda Graisses MACDO

Aboutissant CIRROSE

Dépistage Prise de Sang Echographie - biopsie

Steato hépatique ANGERS Prof Jérome Boursier

Sommaire

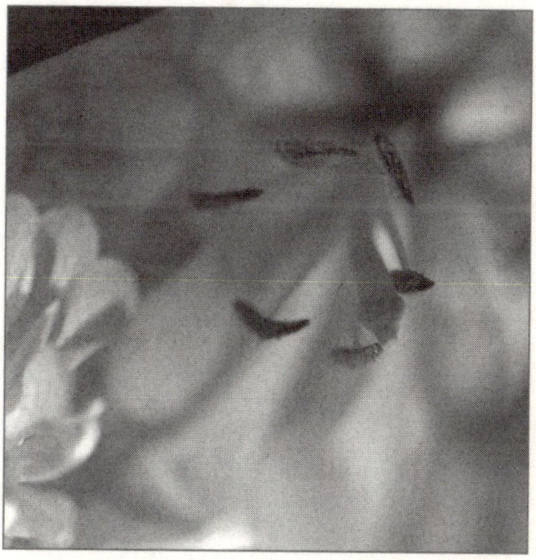

Diabète Type II (126) cécité insuffisance Rénale
GLycémie surveiller Tour de Taille + 88H 80F
+ Fructose Foie "pas de sirop - de bouffe industrielle

Avant-propos

Doc Réginale Allouche édit Flammarion
"Méthode Antidiabète"

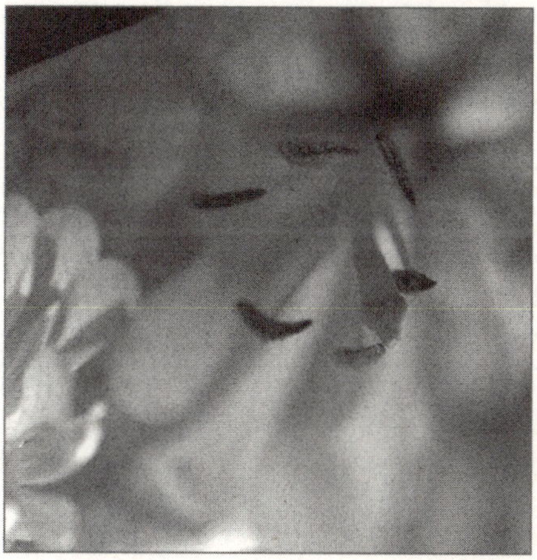

Le diabète, qui affecte aujourd'hui environ 3 millions de personnes en France, est une pathologie métabolique en progression constante avec près de 100 000 nouveaux diagnostics chaque année. Depuis plusieurs décennies, de nombreux progrès thérapeutiques ont été réalisés pour le plus grand bénéfice des patients, mais ces découvertes ne peuvent suffire seules à une prise en charge optimale de cette maladie. Le savoir est en effet le second atout indispensable au diabétique pour qu'il puisse, grâce à sa connaissance des mécanismes spécifiques de la maladie, réellement contrôler sa santé. Cette compréhension, acquise au fil des années à la faveur des nombreux échanges construits avec les soignants, est le fruit d'un travail actif tant en matière d'appropriation des règles de bases que d'autosurveillance et d'implication thérapeutique. Médecins, infirmières, podologues et diététiciennes savent tous que leurs conseils n'ont de réelles portées que relayés par une participation convaincue de leur patient.

Ainsi, c'est grâce au diabète que les premiers concepts d'éducation thérapeutique et d'éducation à la santé ont été développés. Pédagogie, échange, partage, confiance, autonomisation, sont devenus avec le temps, des mots clés majeurs dans la relation entre le monde des soignants et celui des patients.

Ce petit ouvrage se veut être en continuité avec cet esprit, en retraçant les principales questions clés le plus souvent évoquées lors des rencontres entre soignants et diabétiques, aussi bien lors des consultations individuelles qu'à l'occasion des séances d'éducation thérapeutique collective. Il est destiné autant aux diabétiques eux-mêmes qu'à leur entourage, qui parfois ne bénéficie pas de la même formation théorique et pratique mais qui pourtant, participe activement à la surveillance et au soutien de ces patients.

Ces « 200 questions-clés sur le diabète » peuvent être abordées dans un ordre chronologique, en suivant le rythme des interrogations qui figurent au sommaire, mais elles peuvent aussi être lues par bribes, de manière discontinue, en suivant l'index des mots clés, au gré des besoins informatifs du moment. Au final, cet ouvrage n'a d'autre prétention que de remémorer les connaissances de bases afin qu'elles redeviennent autant de repères, permettant de susciter de nouveaux échanges entre le diabétique et ses partenaires soignants.

I - Quelques définitions

QUESTION N° 1

Quelle est la définition du diabète sucré ?

Le diabète sucré désigne un groupe de maladies métaboliques caractérisées par une augmentation chronique de la glycémie (dite hyperglycémie) résultant d'un défaut de la sécrétion en insuline ou de l'action de l'insuline ou de ces deux anomalies associées.

Est déclarée diabétique une personne dont la glycémie à jeun, mesurée à deux reprises, est supérieure ou égale à 1,26 grammes par litre ou dont la glycémie est à 2 grammes par litre deux heures après la prise de 75 grammes de glucose (épreuve d'hyperglycémie provoquée par voie orale). Pour faciliter la surveillance des patients à risque, deux autres catégories ont été définies : l'intolérance au glucose et l'hyperglycémie modérée à jeun, qui sont des états métaboliques considérés comme « prédiabétiques ».

Concentration en glucose	en g/l	en mmol/l
DIABÈTE		
à jeun	≥ 1,26	≥ 7,0
ou 2 heures après une charge en glucose	≥ 2,0	≥ 11,1
INTOLÉRANCE AU GLUCOSE		
à jeun	< 1,26	< 7,0
et 2 heures après une charge en glucose	≥ 1,40	≥ 7,8
HYPERGLYCÉMIE MODÉRÉE À JEUN		
à jeun	≥ 1,10 et < 1,26	≥ 6,1 et < 7,0
et 2 heures après une charge en glucose	< 1,40	< 7,8

QUESTION N° 2

Comment pratique-t-on une épreuve d'hyperglycémie provoquée par voie orale ?

L'hyperglycémie provoquée par voie orale (généralement notée HGPO) est un test de laboratoire de moins en moins souvent pratiqué depuis la nouvelle définition du diabète fixée à 1,26 g/l à jeun (avant 1999, il était assez souvent réalisé car le seuil glycémique, fixé à 1,40 g/l, n'était pas considéré comme suffisamment précis). Aujourd'hui, ce test est toutefois encore proposé de temps à autre à des patients dont les chiffres glycémiques sont à la limite de la définition du diabète et qui présentent par ailleurs un terrain métabolique considéré comme à risque au plan cardiovasculaire.

Il s'agit de la consommation d'une charge de 75 g de glucose (un sachet de sucre en poudre dilué dans un bol d'eau), le matin à jeun, après une alimentation normale les trois jours précédents. Une prise de sang est réalisée juste avant le test, afin de mesurer la glycémie au temps 0, une deuxième est pratiquée 1 heure après la prise du glucose et une troisième 2 heures après. Parfois des prélèvements supplémentaires peuvent être proposés à des temps intermédiaires à 30 minutes et 90 minutes. Généralement un cathéter est mis en place dans la veine au début de l'épreuve afin de prélever le sang régulièrement sans repiquer le malade qui ne subit donc qu'une seule piqûre. Pendant toute la durée de l'épreuve, le sujet doit rester au repos et ne pas fumer.

QUESTION N° 3

Que veut dire diabète de type 1 ?

Le diabète de type 1 désigne toute hyperglycémie déclenchée par la destruction auto-immune des cellules β des îlots de Langerhans du pancréas provoquant dès lors une carence relative ou absolue en insuline.

Habituellement ce diabète, dit aussi « auto-immun », se caractérise par la présence d'anticorps détruisant les cellules β des îlots de Langerhans. On nomme ces anticorps selon la nature de leur cible : anticorps « anti-cellules d'Îlots » pour désigner la destruction des îlots de production d'insuline, anticorps « anti-insuline » quand on veut simplifier leur désignation et signaler la perte de production d'insuline, ou plus scientifiquement anticorps « anti-GAD » pour signifier la présence d'anticorps détruisant une enzyme présente dans les cellules des îlots, la glutamate décarboxylase

(GAD). La destruction de ces cellules est rapide chez les enfants et plus lente chez les adultes. Ce diabète peut survenir seul ou à l'occasion d'autres maladies auto-immunes telles qu'une maladie de Basedow ou une thyroïdite de Hashimoto (qui touchent la thyroïde), une maladie d'Addison (qui atteint les glandes surrénales), un vitiligo (maladie de la peau), une maladie de Biermer (mauvaise absorption de la vitamine B12 par le tube digestif).

Parfois aucun anticorps n'est retrouvé et l'on parle alors de diabète « idiopathique » signifiant que l'on ignore le mécanisme en cause.

— QUESTION N° 4 —
Que veut dire diabète de type 2 ?

Le diabète de type 2 touche environ 90 % des diabétiques en France. Il est caractérisé par une résistance des tissus à l'action de l'insuline (appelée insulinorésistance) associée à une diminution de la production d'insuline (désignée par le terme d'insulinopénie). Chez certains patients, on considère toutefois que l'élément prépondérant est surtout une diminution de l'insulinosécrétion, l'insulinorésistance n'intervenant que pour une part moins déterminante.

Au plan clinique, cette distinction dans la désignation des causes de ce diabète, se traduit par l'existence ou non d'une obésité, dont la quantité de graisses intra-abdominales détermine le degré d'insulinorésistance. On considère en effet, que plus un sujet est obèse, plus son insulinorésistance est importante. Pour faciliter l'identification clinique d'un diabète de type 2 par rapport à un diabète de type 1, le tableau proposé par la Veterans Health Administration (cf. ci-dessous) peut être utilisé même si, bien sûr, les cliniciens complètent généralement leurs explorations ultérieures par des investigations plus approfondies telles que la recherche d'anticorps spécifiques, le dosage de l'insuline circulante, le groupage tissulaire HLA....

	Probable diabète de type 1	Diabète de type indéterminé	Probable diabète de type 2
Âge	< 30 ans	30 à 40 ans	> 40 ans
Indice de masse corporelle	< 25	25 à 27	> 27
Cétonurie	modérée ou importante	faible ou modérée	négative ou faible
Hérédité			antécédents familiaux de diabète

— QUESTION N° 5 —

Que veut dire diabète « MODY » ?

Le diabète de type MODY (qui est l'acronyme anglais de *Maturity Onset Diabetes of the Young*) est un diabète de type 2 survenant chez l'enfant. Il s'agit d'une forme de diabète rare, dite « monogénique », dont l'origine est génétique mais n'impliquant qu'un seul gène. Cinq possibilités de mutations de gènes ont été identifiées : mutation du gène de la glucokinase sur le chromosome 7 (MODY 2), mutation du gène de facteurs hépatiques HNF-1α sur le chromosome 12 (MODY 3), mutation du gène de facteurs hépatiques HNF-4α sur le chromosome 20 (MODY 1), mutation du gène de facteurs hépatiques HNF-1β (MODY 5), mutation du gène promoteur de l'insuline IPF 1 (MODY 4).

— QUESTION N° 6 —

Quelle est la pression artérielle normale ?

La mesure de la pression artérielle doit être réalisée chez un sujet, en position couchée ou assise, au repos depuis quelques minutes. On considère que la pression artérielle normale doit être inférieure à 140 mmHg pour la maxima (pression artérielle systolique) et inférieure à 90 mmHg pour la minima (pression artérielle diastolique). Certaines études épidémiologiques menées chez des diabétiques hypertendus ont même montré qu'un objectif tensionnel à 130 mmHg de maxima et 80 mmHg de minima réduisait par deux les risques cardiovasculaires majeurs par rapport au seuil de 140/90 (étude HOT : Hypertension Optimal Treatment ; étude UKPDS : United Kingdom Prospective Diabetes Study).

— QUESTION N° 7 —

Comment définit-on l'hypertension artérielle ?

L'hypertension artérielle (généralement notée HTA) est définie comme la mesure d'une pression artérielle systolique supérieure ou égale à 140 mmHg et/ou une pression artérielle diastolique supérieure ou égale à 90 mmHg. Il n'est pas nécessaire que les deux chiffres tensionnels soient tous les deux élevés : 12/**9** est une hypertension artérielle tout comme **16**/8 ou **16**/**10**.

Les cliniciens classent les hypertensions artérielles en fonction des mesures chiffrées de la pression systolique et diastolique, en différents grades, comme le montre le tableau suivant :

	Pression systolique (mmHg)	Pression diastolique (mmHg)
HYPERTENSION LIMITE	140-149	90-94
HYPERTENSION GRADE 1 (LÉGÈRE)	140-159	90-99
HYPERTENSION GRADE 2 (MODÉRÉE)	160-179	100-109
HYPERTENSION GRADE 3 (SÉVÈRE)	≥ 180	≥ 110

— QUESTION N°8 —

Quel est le seuil à partir duquel parle-t-on d'insuffisance rénale ?

Le déséquilibre glycémique est responsable d'une atteinte progressive et insidieuse des reins, que l'on appelle la néphropathie diabétique. Après plusieurs années d'hyperglycémie chronique, les lésions rénales ainsi constituées, peuvent conduire à la destruction des reins et à une insuffisance rénale terminale devant être dialysée. Pour surveiller le fonctionnement du rein et son degré de destruction potentielle, les cliniciens proposent aux diabétiques deux mesures clés : le dosage de la créatinine dans le sang (créatininémie) et celui des protéines dans les urines (protéinurie).

L'insuffisance rénale est définie par les chiffres de créatininémie, la protéinurie n'étant considérée que comme un complément exprimant le degré de destruction des glomérules. En moyenne, on considère que les valeurs de la créatinine plasmatique normales sont de 80 à 110 µmol/l chez l'homme (de 9 à 13 mg/l) et de 60 à 90 µmol/l chez la femme (de 7 à 10 mg/l). Au-delà de ces valeurs seuils, commence l'insuffisance rénale.

La créatininémie étant fonction de la masse musculaire du sujet et ses variations ne reflétant que tardivement l'atteinte de la fonction rénale, les cliniciens la considèrent comme peu précise. Pour avoir une vision plus exacte du fonctionnement rénal, c'est la capacité de filtration du rein que l'on appelle la filtration glomérulaire, qu'il faudrait pouvoir mesurer. Comme elle n'est pas accessible en pratique courante, cette filtration est estimée par la clairance de la créatinine que la formule de Cockcroft et Gault permet de calculer :

$$\textbf{Clairance (ml/min)} = \frac{140 - \text{âge (année)} \times \text{poids (Kg)} \times K}{}$$

Avec K = 1,25 pour l'homme et K = 1 pour la femme

Pour une surface corporelle moyenne, la clairance de la créatinine normale selon cette formule, oscille entre 100 et 140 ml/mn chez l'homme et entre 80 et 120 ml/mn chez la femme.

- **L'insuffisance rénale modérée** se situe entre 30 et 80 ml/min.
- **L'insuffisance rénale sévère** se situe entre 15 et 30 ml/min.
- **L'insuffisance rénale terminale** nécessitant une dialyse, est à 15 ml/min.

— QUESTION N° 9 —

Comment définit-on l'obésité ?

La définition internationale de l'obésité, simplifiée par l'OMS, se résume à « *un excès de graisse corporelle exposant à des risques de surmorbidité et de surmortalité* ».

En pratique clinique, cette définition se traduit par le calcul de l'indice de masse corporelle (noté IMC). Il s'agit du rapport du poids en kilogrammes, sur le carré de la taille, en mètres. Il est exprimé par la formule suivante : IMC = P/T^2. Le résultat est donc en Kg/m^2. Chez l'adulte jeune, l'intervalle idéal d'indice de masse corporelle pour lequel il n'existe pas de complication médicale, se situe entre 20 et 25 Kg/m^2 et pour les sujets de plus de 50 ans, entre 25 et 27 Kg/m^2.

La définition de l'obésité commence avec un IMC ≥ **30 Kg/m^2**. Différentes catégories pondérales peuvent ensuite être déterminées en fonction des valeurs de l'IMC comme le résume le tableau ci-contre :

Valeur de l'IMC	Classification OMS	Dénomination usuelle
< 18,5	Déficit pondéral	Maigreur
18,5 À 24,9	**POIDS NORMAL**	**POIDS SOUHAITABLE**
25 à 29,9	Surpoids	Surpoids
30 à 34,9	Obésité de classe I	Obésité modérée
35 à 39,9	Obésité de classe II	Obésité sévère
> 40	Obésité de classe III	Obésité massive ou morbide

La définition de l'obésité chez l'enfant est difficile en raison de la variabilité de la croissance d'un sujet à l'autre et des variations physiologiques de la distribution corporelle de la graisse qui ne permettent pas de donner une valeur unique de référence. L'International Obesity Task Force a toutefois proposé en mai 2000, une définition de l'obésité de l'enfant qui peut être affirmée lorsque l'index pondéral est supérieur au 97e percentile de la distribution pour une classe d'âge donnée (ces courbes d'évolution de l'IMC en fonction de l'âge figurent dans le carnet de santé de l'enfant). En pratique, on considère qu'un enfant est obèse lorsque son poids est supérieur à 120 % de son poids idéal pour la taille.

II - Histoire

QUESTION N° 10

Le mot « diabète » a-t-il une signification ?

Le terme de diabète provient du mot grec « διαβετη » (diabêtês) qui signifie « qui traverse » au sens technique de « siphon ». Il fut utilisé par les médecins grecs dès le quatrième siècle avant J.-C. pour désigner les malades diabétiques qui buvaient beaucoup et urinaient très fréquemment et abondamment, comme si l'eau ne faisait que « traverser leur corps ».

QUESTION N° 11

Depuis quand connaît-on cette maladie ?

Les premiers auteurs d'une description des symptômes cliniques du diabète furent les Égyptiens et en particulier le médecin Imhotep à qui l'on doit des écrits datés de 1550 avant J.-C. On en trouve la trace sur un papyrus retrouvé à Thèbes, ville de l'ancienne Égypte, dit papyrus Ebers du nom de l'égyptologue allemand Georg Ebers, qui l'a déchiffré en 1872. Les Grecs ont ensuite pris le relais, mais près de mille ans plus tard, avec Aristote (384-322 avant J.-C.) puis Aretée de Cappadoce (30-90 après J.-C.), qui ont été les premiers à décrire un tableau clinique détaillé et complet de la maladie, révélant non seulement les mictions fréquentes mais aussi l'amaigrissement majeur, la soif impérieuse, la faim intense, les plaies traînantes, les cicatrices retardées et la mort prématurée... D'autres noms, bien sûr, ponctuent l'histoire de la compréhension du diabète : Galien (129-201), le médecin de Marc Aurèle, qui comprend l'importance du rein, Avicenne (980-1037), célèbre médecin arabe, qui évoque le premier la présence de sucre dans les urines, Théophraste Paracelse (1493-1541), médecin suisse, qui fait du diabète une maladie générale, Thomas Willis (1621-1675), médecin anglais, qui est le père du terme de « diabetes mellitus » (mellitus signifiant « miel »), Claude Bernard (1813-1878), physiologiste français, qui découvre le rôle du foie et invente le mot de glycémie (du grec « gleukos » vin doux ou sucré et « haima » sang), Apollinaire Bouchardat (1809-1886), médecin français, qui décrit l'atteinte des yeux et invente les premières mesures hygièno-diététiques, Étienne Lancereaux (1829-1910), un autre médecin français, qui distingue le « diabète maigre », du « diabète gras », Oscar Minkowski (1858-1931), médecin allemand d'origine russe, qui découvre le rôle du pancréas et enfin Paul Langerhans (1847-1888), physiologiste allemand, qui décrit le premier de petits groupements de cellules dans le pancréas qui seront nommés en 1893 « Îlots de Langerhans » par Gustave Laguesse (1861-1921).

QUESTION N° 12

Qui a découvert l'insuline ?

Les premiers pas dans la découverte de l'insuline ont été éclairés par les descriptions des tissus pancréatiques endocrines de Paul Langerhans et Gustave Laguesse. Toutefois ces physiologistes n'identifient pas la sécrétion elle-même, l'insuline, pas plus que Sir William Lane (1856-1943) qui pourtant, a été capable de différencier les cellules « alpha », des cellules « bêta » des îlots de Langerhans.

Eugène Gley (1857-1930) est ensuite le premier à prouver expérimentalement l'intérêt de ces découvertes anatomiques, en montrant le rôle bénéfique sur le taux de sucre urinaire, de l'administration à des chiens diabétiques, de broyats de pancréas. Fort de cette expérience, Ludwig Zuelzer ose alors traiter par des broyats de pancréas en juin 1906, non plus un animal, mais un sujet humain. Il appellera cet extrait « Acomatol » car l'expérience est une réussite, le produit permettant la sortie du patient diabétique de son coma acido-cétosique. Malheureusement lorsque d'autres diabétiques sont traités par ces extraits, les effets secondaires sont tellement importants (à cause des enzymes de la digestion mélangées à l'insuline) que Zuelzer renonce à ses travaux. C'est J. de Meyer qui propose, pour nommer la sécrétion interne du pancréas, le terme d'« insuline » en raison du fait qu'elle provient de petits îlots (île se dit insula en latin) et en 1915, John Homans démontre que cette sécrétion d'insuline n'est assurée que par les cellules bêta des îlots. Nicolas Paulesco, proposera lui en 1916, le terme de « pancréatine » pour désigner la sécrétion hypoglycémiante du pancréas et tentera de la purifier sans succès.

L'histoire retiendra alors les rôles du chirurgien Frederick Grant Banting (1891-1941) et du biochimiste Charles Best (1898-1978), qui ensemble, isolent en 1921 de l'insuline pure en bloquant et en dérivant les canaux pancréatiques d'un chien. James Collip (1892-1965) purifie ensuite cette sécrétion à des fins thérapeutiques et le succès chez l'homme est alors obtenu dès 1922. Frederick Banting et le directeur du laboratoire de physiologie expérimentale, John MacLeod, obtiennent pour cette découverte, le prix Nobel de médecine en 1923, qu'ils partageront avec Charles Best et James Collip au regard de l'importance du travail d'équipe ayant concouru à ses résultats.

QUESTION N° 13
Depuis quand l'insuline est-elle utilisée ?

L'insuline purifiée par James Collip fut utilisée pour la première fois en 1922, à titre expérimental, sur Leonard Thompson, un jeune garçon de 14 ans en coma acidocétosique. Il s'agissait d'une insuline extraite de pancréas de chien. Dès l'année suivante, le laboratoire Eli Lilly, grâce au Dr Clows à Indianapolis, est le premier à commercialiser, sous le nom d'« Iltin », de l'insuline issue du pancréas de bœuf, que l'on appellera longtemps « ordinaire », sur la base de la technique de purification des extraits pancréatiques, développée par James Collip. L'université de Toronto n'ayant pas souhaité donner l'exclusivité de la méthode à un seul laboratoire, d'autres industriels suivirent le laboratoire Lilly dans la production d'insuline.

Dès lors, les progrès s'enchaînent : 1926, J.J. Abel obtient une insuline cristallisée plus pure donc mieux tolérée que l'Iltin ; 1934, Hans Hagedorn, réussit à prolonger l'action de l'insuline ordinaire sur 12 heures, en fixant sur l'insuline un support protéique : c'est l'insuline « protamine neutre » ; 1936, Scott et Fisher prolongent encore l'action de l'insuline protamine en la combinant avec du zinc permettant une action sur près de 24 heures.

Dix ans plus tard, en 1946, l'Institut Hagedorn met au point une insuline retard encore plus stable, la « Neutral Protamin Hagedorn » bien connue des diabétiques sous le sigle « NPH » et à partir de 1951, Jorgen Schlichtkrull du laboratoire Novo, réussit à préparer des insulines cristallines au zinc de très longue durée (24 heures), sans protamine. En 1958, Frédéric Sanger obtient un prix Nobel pour la découverte de la séquence d'acides aminés constituant la chaîne de l'insuline de bœuf.

La manipulation de l'insuline devient alors possible et en 1965, la première insuline de synthèse est réalisée. Pour améliorer la tolérance de l'insuline, le porc remplace le bœuf dans les préparations à purifier, puis en 1978, l'insuline est « humanisée » en changeant le seul acide aminé de la chaîne d'insuline qui différenciait le porc de l'homme. Il s'agit d'une insuline « hémisynthétique ».

L'étape de la biosynthèse de l'insuline humaine est franchie en 1979 par le laboratoire Lilly qui, par génie génétique, réussit à faire fabriquer de la véritable insuline humaine par des bactéries (Echérichia Coli) manipulées génétiquement. En 1986, le laboratoire Novo fait de même avec des levures (saccharomyces cervisiae).

Depuis 1990, un progrès supplémentaire a été réalisé par le laboratoire Lilly grâce à la fabrication d'une insuline plus rapide et de durée d'action plus courte, l'« analogue de l'insuline ». Cette nouvelle insuline est fabriquée en inversant deux acides aminés en bout de chaîne, la lysine et la proline. Commercialisée en 1997, cette insuline s'appellera la « lispro ». En 2002, suivant le même concept, le laboratoire Novo a également commercialisé une insuline analogue rapide, l'insuline « aspart », en substituant la proline par de l'acide aspartique.

QUESTION N° 14

Les comprimés pour le diabète sont-ils connus depuis longtemps ?

Les comprimés qui permettent de contrôler les glycémies du diabétique de type 2 n'ont été utilisés à titre thérapeutique, qu'environ 20 ans après les premiers essais d'insulinothérapie. L'histoire retient surtout les premiers pas de deux grandes classes médicamenteuses : les sulfamides et les biguanides.

Les sulfamides hypoglycémiants dérivent des sulfamides antibactériens, antibiotiques utilisés pour le traitement de la typhoïde sévissant pendant la seconde guerre mondiale. En effet en 1942, à l'occasion du traitement par un nouveau sulfamide, le « 2254 RP », de patients infectés, le docteur Marcel Janbon observe plusieurs crises convulsives et déplore même quelques décès inexpliqués. Auguste Loubatières démontre que ces problèmes cliniques proviennent d'une action hypoglycémiante de l'antibiotique et constate que cette molécule n'a aucune action chez le chien pancréatectomisé. Confirmant ensuite expérimentalement son rôle dans la stimulation des cellules bêta des îlots de Langerhans et dans la libération d'insuline, il propose, en 1946, que ces sulfamides soient utilisés pour traiter les diabètes gras. En 1954, Francke et Fuchs découvrent les propriétés hypoglycémiantes d'un autre sulfamide, le carbutamide, utilisé pour le traitement des pneumonies. Seront ensuite commercialisés, le tolbutamide en 1956, puis le chlorpropamide en 1958, tous issus de la même classe pharmacologique.

Les biguanides sont issus de la découverte de la guanidine, en 1844, obtenue après oxydation du guano (excréments d'oiseau de mer). C'est Von Rathke qui fabrique en 1879, de la guanyl-guanidine à partir de deux molécules de guanidine, qu'il appelle par conséquent « biguanide ». Toutefois cette molécule biochimique n'est pas utilisée et ce n'est qu'en 1910, que Kössel découvre ses propriétés hypoglycémiantes. La première synthèse de biguanides est réalisée en 1922, mais par peur des effets secondaires de certains dérivés, la molécule n'est pas utilisée en thérapeutique humaine. En 1940 on découvre que la paludrine dont on se sert pour traiter le paludisme, et qui est un dérivé des biguanides (chlorhydrate de chloroguanidine), n'a pas d'effet délétère, ni de toxicité. Les recherches sont donc reprises et l'on découvre en 1949, un nouveau dérivé destiné à traiter la grippe, la flumanine (ou chlorhydrate de diméthyl-biguanide encore appelée metformine). Dès lors, les hasards des essais thérapeutiques permettent de constater la réelle efficacité de la metformine dans le traitement du diabète, grâce aux travaux en 1957, d'Elie Azerad, médecin hospitalier et de Jean Sterne, du laboratoire Aron à Suresnes. La molécule fut commercialisée en 1959.

Deux autres classes thérapeutiques de comprimés destinés aux diabétiques naîtront 40 ans plus tard : les inhibiteurs de l'alpha-glucosidase et les thiazolidinediones encore appelées les glitazones.

La première permet la commercialisation de l'arcabose en 1994 puis du miglitol en 1997. La dernière classe est celle de la pioglitazone et de la rosiglitazone, dont l'autorisation de mise sur le marché en France, date de 2003.

III - Physiologie

QUESTION N° 15

À quoi sert le pancréas ?

Le pancréas est un organe situé derrière l'estomac, dont la partie la plus large est enveloppée dans la convexité du duodénum. Il mesure de 18 à 20 centimètres de long pour 4 à 5 centimètres de haut. Son poids est estimé à environ 80 grammes. Cette glande possède une fonction exocrine et une fonction endocrine.

La fonction exocrine consiste en une excrétion enzymatique déversée par le canal principal du pancréas (canal de Wirsung), dans le duodénum. Ces enzymes sont donc déposées directement dans le tube digestif pour participer à la digestion du bol alimentaire.

La fonction endocrine est une sécrétion d'hormones, non pas dans le tube digestif mais dans le sang, grâce à un tissu parenchymateux richement vascularisé que l'on appelle « îlots de Langerhans ». Deux hormones importantes sont fabriquées par ces îlots : l'insuline qui est issue des cellules bêta et le glucagon qui est produit par les cellules alpha.

— QUESTION N° 16 —
À quoi sert l'insuline ?

L'insuline est une hormone fabriquée par les cellules bêta des îlots de Langerhans du pancréas dont la sécrétion est fonction du taux de glucose sanguin. Lorsque celui-ci varie, la cellule bêta ajuste sa sécrétion en insuline pour maintenir stable la glycémie. Au quotidien, cette fluctuation sécrétoire est permanente car il lui faut suivre non seulement la consommation de glucides induite par le métabolisme de base (maintien de la température du corps) ou par une activité physique mais encore l'augmentation de la glycémie provoquée par l'alimentation ou le stress. De ce fait, la sécrétion en insuline est rythmique avec une pulsatilité intervenant toutes les 12 à 15 minutes pour répondre aux besoins corporels quotidiens. Sur cette base « de fond », apparaît, avec une période plus lente (environ toutes les 120 minutes), une sécrétion réagissant essentiellement à l'apport alimentaire.

À l'échelle de la cellule, la fonction de l'insuline est de permettre l'utilisation du glucose circulant. En se fixant sur un récepteur spécifique situé sur la membrane cellulaire, elle permet en effet l'ouverture de canaux par lesquels le glucose pourra pénétrer dans le cytoplasme de la cellule. Au total, l'insuline contribue donc à faire baisser la glycémie.

— QUESTION N° 17 —
À quoi sert le glucagon ?

Le glucagon est une hormone sécrétée par les cellules α des îlots de Langerhans du pancréas. Son action, opposée à celle de l'insuline, est de mobiliser du sucre de réserve et de fabriquer du glucose à partir des réserves du foie et du tissu graisseux. Le glucagon provoque donc une hyperglycémie et de ce fait, stimule secondairement la sécrétion en insuline. Comme l'insuline, le glucagon est synthétisable et donc commercialisé pour aider les diabétiques dans leur traitement. En l'occurrence, il est utilisé sous forme injectable (intraveineuse, intramusculaire ou sous-cutanée) pour traiter une hypoglycémie sévère chez un diabétique qui présente déjà des difficultés à déglutir (empêchant un resucrage par la bouche).

— QUESTION N° 18 —

Quel est le rôle du tissu graisseux ?

Le tissu adipeux, situé sous la peau et autour des viscères dans l'abdomen, est essentiellement formé de cellules graisseuses que l'on appelle des « adipocytes ». Il assure la mise en réserve de l'énergie et la protection contre les agressions physiques ou thermiques, mais aussi la sécrétion d'hormones et la participation à la défense immunitaire.

Sa fonction de stockage est directement corrélée aux taux sanguins de triglycéride et de glucose : plus ces derniers augmentent, plus l'adipocyte se charge en triglycérides constituant de ce fait, une réserve énergétique et métabolique.

Ses sécrétions sont constituées d'hormones et de cytokines dont les rôles sont encore incomplètement définis. Nous retiendrons les principales d'entre elles :

- *la leptine,* hormone diminuant la prise alimentaire.
- *la résistine,* hormone assurant la stabilité de la glycémie à jeun.
- *l'adiponectine,* hormone favorisant l'utilisation du glucose par les cellules et protégeant les vaisseaux de l'athérosclérose.
- *des œstrogènes,* hormones féminines produites à partir des androgènes surrénaliens.
- *le TNF alpha,* cytokine inflammatoire, inhibant le transport de glucose et provoquant une insulinorésistance.
- *l'interleukine IL6,* cytokine pro-inflammatoire qui provoque une augmentation des acides gras libres et induit une insulinorésistance.
- *l'angiotensine II,* cytokine intervenant dans le développement d'une hypertension artérielle.
- *le PAI-1,* cytokine facilitant les thromboses vasculaires (phlébites et embolies pulmonaires).

— QUESTION N° 19 —

Quel est le rôle du muscle ?

La fonction musculaire est double : mobilisatrice et métabolique.

Chacun d'entre nous connaît bien l'importance du rôle moteur des muscles qui, grâce aux fibres musculaires, assurent la mobilisation de chacun des segments qu'ils contrôlent. Ainsi au plan purement mécanique, on considère que le rendement musculaire est d'environ de 25 % c'est-à-dire que lors du fonctionnement musculaire, 25 % de l'énergie chimique consommée par le muscle apparaissent sous forme de travail mécanique et 75 % se dissipent sous forme de chaleur.

Le rôle métabolique des muscles est par contre moins connu. C'est pourtant cette fonction qui permet une contractilité musculaire prolongée dans le temps, grâce à l'utilisation progressive des stocks en oxygène (au sein d'une protéine appelée la myoglobine) et en énergie (mise en réserve sous forme de triglycérides et de glycogène). Le muscle est ainsi un important organe de stockage énergétique corporel, au même titre que le foie et le tissu adipeux. Pour un adulte de 70 Kg, on considère que :

- **les réserves totales en glycogène** représentent au repos, environ 600 à 1000 grammes selon l'état nutritionnel du sujet, soit de 2400 Kcal à 4000 Kcal mobilisables. Ces réserves sont stockées pour 30 % dans le foie et pour 70 % dans le muscle, mais le glycogène musculaire est strictement métabolisé in situ alors que celui du foie sert à la production du glucose sanguin.
- **les réserves lipidiques** représentent 16 Kg de triglycérides et d'acides gras, soit 140 000 kcal stockées essentiellement dans le tissu adipeux et pour une petite partie dans les muscles (environ 2800 Kcal).
- **les réserves protidiques musculaires** représentent environ 41 000 Kcal mais elles sont faiblement utilisées lors de la contraction musculaire nécessaire à l'exercice modéré du quotidien.

Pour assurer le fonctionnement musculaire, il faut mobiliser pendant toute l'activité physique, les réserves en énergie (ATP) qui seront oxydées régulièrement. Lors d'un exercice de faible intensité, c'est la glycolyse (utilisation du glycogène) qui domine ; pour un exercice plus prolongé, c'est alors la lipolyse qui prend le relais (mobilisation des lipides de réserves) ; pour un exercice très prolongé (ski de fond ou marche de plus de 100 Km) le muscle peut même consommer son propre tissu en oxydant certains acides aminés tels que la leucine et l'alanine.

— QUESTION N° 20 —

Le foie joue-t-il un rôle dans le diabète ?

Le foie est un organe vital qui assure de très nombreuses fonctions. Situé sous le diaphragme et le poumon droit, il fait 28 centimètres de long pour 15 centimètres de profondeur et pèse environ 2,4 kilogrammes. Nous retiendrons son rôle dans les principaux domaines suivants :

- la défense immunitaire,
- le stockage ou la libération du glucose,
- la synthèse du cholestérol,
- la synthèse des protéines,
- la synthèse de certains facteurs de coagulation (dépendant de la vitamine K),
- le stockage de certaines vitamines (A, D, B12) et du fer,
- la destruction de certains toxiques et de médicaments,
- la digestion, grâce à la sécrétion de la bile.

— QUESTION N° 21 —

Que veulent dire glycogenèse et néoglucogenèse ?

La glycogenèse désigne l'utilisation immédiate par la cellule hépatique, du glucose qui a traversé sa membrane. En fait, le glucose n'est pas consommé tel quel par la cellule mais transformé par une glucokinase, en glucose-6-phosphate qui est la forme exploitable par la cellule hépatique, pour ses propres besoins.

La néoglucogénèse est la fabrication de glucose par le foie, lors du jeûne, à partir de substrats non glucidiques. Ces derniers sont produits par l'activité musculaire (lactates), par le tissu graisseux (glycérol), par les protéines (acides aminés).

— QUESTION N° 22 —

Que veulent dire glycogenogenèse et lipogenèse ?

La glycogénogenèse est la fabrication et le stockage de glycogène à partir de l'excès de glucose ayant pénétré dans les cellules du foie et qui n'est pas directement utilisé par celle-ci pour ses propres besoins. Le glycogène est considéré comme le sucre de réserve.

La lipogenèse désigne la capacité de stockage du glucose sous forme de triglycérides, par les adipocytes et les cellules hépatiques.

— QUESTION N° 23 —

Que veulent dire glycogénolyse et lipolyse ?

La glycogénolyse est la mobilisation du glucose à partir des réserves constituées par le glycogène. Les deux sources essentielles contenant cette réserve énergétique sont le foie et les muscles.

La lipolyse représente la libération énergétique provoquée par l'oxydation des triglycérides stockés dans les cellules graisseuses.

— QUESTION N° 24 —

Qu'est-ce que la macula ?

La macula est une zone particulière de la rétine, composée de cellules visuelles extrêmement précises que l'on appelle des cônes. Ces dernières servent à apprécier les différences de luminosité durant le jour et permettent la vision des formes et des couleurs. Autour de la macula, la rétine est formée d'une couche de cellules visuelles tapissant le fond de l'œil, associant quelques cônes et une majorité de bâtonnets dont la fonction est d'assurer la vision crépusculaire et nocturne. La rétine est percée sur son côté interne par un trou dépourvu de toute cellule visuelle, que l'on appelle la papille ou la « tache aveugle », par laquelle les vaisseaux rétiniens (artères et veines) vascularisent le fond de l'œil et grâce auxquels le nerf optique quitte l'œil pour gagner le cerveau.

L'importance de la macula pour la vision est donc capitale et c'est la raison pour laquelle, lors d'une rétinopathie diabétique, le traitement par laser vise à la protéger.

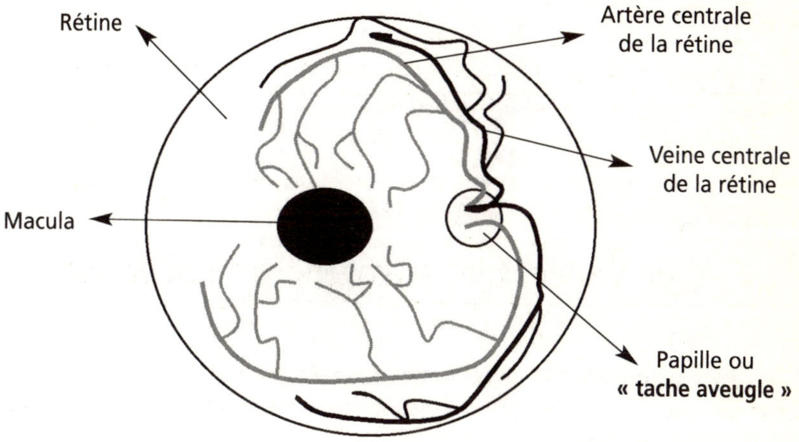

VISUALISATION DE LA MACULA AU FOND DE L'ŒIL

— QUESTION N° 25 —

Qu'est-ce qu'un glomérule rénal ?

Le glomérule rénal, situé dans le cortex rénal, est l'unité de filtration du rein. Il s'agit d'une petite poche constituée d'un fin réseau très dense de capillaires artériels. Le sang y est amené par une artère dite « afférente » et en ressort grâce à une artère dite « efférente ». C'est dans cette petite poche que les urines primitives sont collectées avant d'être acheminées par un tubule proximal puis un tubule distal. L'ensemble glomérule rénal et tubules rénaux, constitue le néphron dont on dénombre plus d'un million par rein (entre 0,7 et 1,5 million selon les personnes).

L'urine, modifiée par des échanges ioniques lors de son parcours dans les tubules rénaux, est finalement collectée par les calices (dans la médullaire rénale), puis le bassinet et enfin, l'uretère qui la conduira jusque dans la vessie.

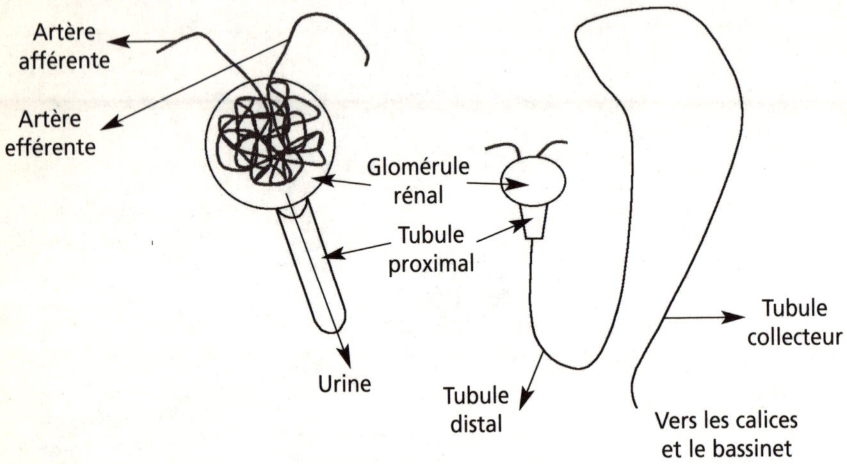

UN GLOMÉRULE RÉNAL > UN NÉPHRON

IV - Physiopathologie

— QUESTION N° 26 —

Qu'est-ce que le groupage HLA ?

Le complexe majeur d'histocompatibilité, dont la découverte fut récompensée par un prix Nobel de Médecine (en 1980 à Dausset, Snell et Benacerraf), est un ensemble (complexe) de gènes contrôlant le système immunitaire corporel. Chez l'homme, ce système s'appelle HLA, ce qui signifie « Human Leucocyte Antigen » et sa fonction biologique est la présentation des antigènes circulants aux lymphocytes T, permettant au corps de discriminer le « soi » du « non-soi ».

Le complexe HLA a été localisé sur le bras court du chromosome 6 où se trouvent les gènes contrôlant les molécules présentatrices de l'antigène. Les gènes sont répartis en trois classes (I, II et III) selon leurs propriétés biochimiques et leur fonction. Seules les classes I et II sont impliquées dans la fonction de présentation de l'antigène aux lymphocytes T et de ce fait, constituent un moyen de surveillance immunitaire des milieux intracellulaires et extracellulaires.

- **Les molécules HLA de classe I** sont divisées en 7 sous-groupes. Les sous-groupes A, B et C sont représentés sur pratiquement toutes les cellules nuclées de l'organisme sauf le système nerveux, le pancréas et le placenta. Les sous-groupes E, F, G et H sont transcrits en très faible quantité et retrouvées essentiellement dans le cytoplasme.
- **Les molécules HLA de classe II** sont exprimées principalement sur les lymphocytes B, les macrophages, les mastocytes et les lymphocytes T. On y retrouve les haplotypes DR, DQ et DP.

- **Les gènes HLA de classe I et II** sont codominants (toujours exprimés) et polyalléliques (41 allèles HLA-A, 71 B, 19 Cw, 70 DR...). Le polymorphisme est en conséquence considérable (plus de 100 milliards de possibilités) ce qui fait du système HLA un marqueur génétique tissulaire puissant avec une quasi impossibilité de trouver deux sujets identiques. Ces gènes sont généralement transmis à la descendance par bloc, les recombinaisons étant rares.

En matière de diabète, la présence de gènes HLA de classe II, DR3 et DR4 est statistiquement associée à un risque de développer la maladie environ 40 fois plus fréquemment qu'en leur absence. Un risque a également été noté avec les gènes HLA B8, B15 et DQw8 alors que par contre, il semble que l'haplotype DR15 soit un gène plutôt protecteur !

— QUESTION N° 27 —

Pourquoi parle-t-on d'anticorps anti-insuline ?

On ne parle habituellement d'anticorps anti-insuline que lors de la survenue d'un diabète de type 1. En effet, l'apparition de ce dernier est généralement secondaire à une destruction auto-immune des cellules bêta pancréatiques par des anticorps spécifiques, dont l'intervention a débuté plusieurs années auparavant. Ce n'est qu'après une destruction de 90 % des cellules bêta, que la glycémie s'élève et que l'on fait alors le diagnostic de diabète.

Les cliniciens parlent d'« insulite » pour désigner la réaction inflammatoire pancréatique provoquée par ce processus auto-immun et ils identifient dans le sang du patient quatre catégories d'anticorps considérés comme des marqueurs spécifiques du diabète de type 1 :

- les anticorps anti-GAD (la GAD ou Glutamic Acid Decarboxylase est une enzyme),
- les anticorps anti-îlots ou ICA (Islet Cell Antibodies),
- les anticorps anti-IA2 (Insulinom-Antigen type 2),
- les anticorps anti-insuline.

On ne sait encore pas très bien pourquoi ces anticorps apparaissent progressivement pour déclencher un diabète quelques années plus tard. Il y a bien sûr le terrain génétique prédisposant (chromosome 6, chromosome 11 et chromosome 15) qui est un facteur indéniable, mais il ne semble pas être le seul et plusieurs hypothèses ont été avancées pour expliquer le réveil du diabète sur ce terrain particulier : le rôle probable des virus (coxsackie, rubéole), le rôle possible de certains conservateurs alimentaires (les nitrosamines des poissons fumés), le rôle discutable de certaines protéines alimentaires (l'albumine bovine du lait de vache introduit trop tôt dans l'alimentation du nourrisson ?).

— QUESTION N° 28 —

Qu'est-ce qu'un récepteur de l'insuline ?

Un récepteur de l'insuline est une glycoprotéine située dans la membrane d'une cellule et composée de deux sous-unités alpha et de deux sous-unités bêta. La sous-unité alpha est placée en dehors de la cellule et permet la fixation de l'insuline, la sous-unité bêta est intracellulaire et fait le lien avec tout le système enzymatique du cytoplasme.

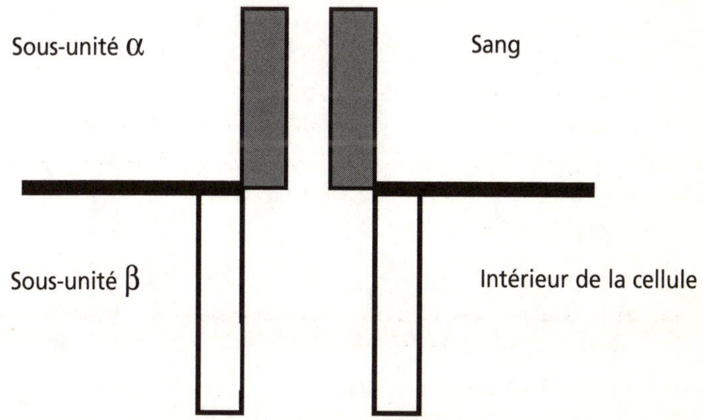

UN RÉCEPTEUR À INSULINE

On retrouve ces récepteurs sur pratiquement tous les organes (foie, rein, tissus graisseux, muscle...) sauf au niveau du cerveau dont les cellules peuvent directement absorber le glucose par voie transmembranaire sans l'aide de récepteur. Le nombre de récepteurs à insuline varie selon les tissus et les conditions physiologiques et pathologiques. Ainsi, dans l'obésité, le diabète de type 2, lors d'un traitement par corticoïde ou par œstroprogestatif, le nombre de récepteurs diminue.

Lorsque l'insuline se fixe sur son récepteur, elle déclenche une cascade de réactions enzymatiques (activation de la tyrosine kinase, synthèse d'un IRS, puis d'un RAS, activation des kinases phospho-inositides) qui conduit à la synthèse d'un message d'ouverture des transporteurs intramembranaires de glucose, afin de permettre la pénétration du glucose dans la cellule. Quelques-uns de ces transporteurs, appelés « GLUT » et qui sont différents selon les tissus, ont été identifiés :

- le GLUT 1 (transporteur au niveau du muscle, du rein et du foie),
- le GLUT 2 (situé dans le rein et le foie),
- le GLUT 3 (pour les tissus nerveux),
- le GLUT 4 (pour le muscle),
- le GLUT 5 (essentiellement dans l'intestin grêle).

RELATION ENTRE RÉCEPTEURS À INSULINE ET TRANSPORTEURS DE GLUCOSE : SANS ACTIVATION

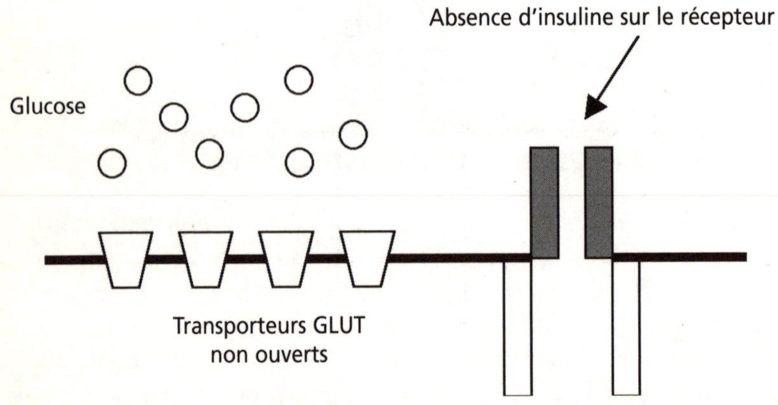

Sans insuline pour ouvrir les transporteurs, le glucose reste dans le sang et ne peut pénétrer dans la cellule.

RELATION ENTRE RÉCEPTEURS À INSULINE ET TRANSPORTEURS DE GLUCOSE : AVEC ACTIVATION

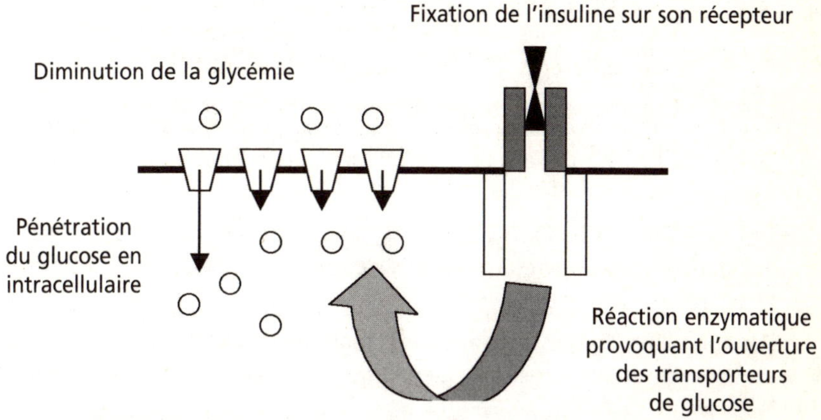

La fixation de l'insuline sur son récepteur membranaire spécifique permet la pénétration du glucose dans la cellule.

— QUESTION N° 29 —

Que veut dire insulinorésistance ?

Le concept d'insulinorésistance a été développé pour tenter d'expliquer la cause du diabète de type 2. Bien que l'histoire clinique de cette maladie hétérogène puisse supporter plusieurs hypothèses physiopathologiques, la plus couramment admise est celle de l'installation d'une résistance à l'action de l'insuline dont l'origine serait à la fois génétique et acquise. Le corollaire de ce postulat est une compensation pancréatique par une hypersécrétion en insuline afin de maintenir la glycémie à un niveau normal (c'est l'« hyperinsulinisme » secondaire). Pendant quelques années l'insulinorésistance et l'hyperinsulinisme réactionnel sont en équilibre, la glycémie reste normale et le diagnostic clinique de diabète ne peut donc être porté à ce stade.

Ce n'est que plus tard, lorsque cette balance est déséquilibrée par un épuisement du pancréas (probablement d'origine génétique et acquise) ou par une majoration de l'insulinorésistance (liée à l'obésité, à un excès de glucose ou à un excès de graisse sanguine) que la glycémie s'élèvera révélant la maladie sous-jacente.

L'insulinorésistance concerne surtout les tissus graisseux, hépatiques et musculaires dans lesquels sont constatés les dysfonctionnements suivants :

- **Des anomalies des récepteurs à l'insuline** dont l'activité d'une enzyme, la *tyrosine kinase* est diminuée.
- **Une augmentation de la production hépatique de glucose et de triglycérides** en raison d'un excès d'acides gras libres circulants produits par le tissu graisseux viscéral.
- **Une diminution de la synthèse de glycogène** dans le muscle en raison d'anomalies du transport de glucose et d'oxydation du glucose, qui rentre en compétition avec les acides gras libres.
- **Des anomalies du transport et du métabolisme du glucose** dans la cellule graisseuse en raison de la toxicité d'une glycémie trop élevée (la « glucotoxicité »).

QUESTION N° 30

Je suis diabétique de type 1 et mon conjoint n'est pas diabétique : mes enfants seront-ils diabétiques ?

Le risque de survenue d'un diabète de type 1 est d'environ 0,2 % dans la population générale. Il peut survenir à tout âge, mais son pic de fréquence se situe en moyenne à 12 ans ou plus généralement, lors de la puberté.

La susceptibilité d'apparition d'un diabète dépend en fait d'une conjonction d'éléments génétiques faisant appel à plusieurs gènes fixés sur différents chromosomes dont le principal est le chromosome 6, notamment lorsqu'il existe un groupage HLA spécifique. Dès lors, une estimation des risques d'apparition d'un diabète peut être proposée selon le profil génétique du sujet :

- un enfant de mère diabétique de type 1 : 2 à 3 % de risque,
- un enfant de père diabétique de type 1 : 4 à 5 % de risque,
- le frère ou la sœur d'un diabétique de type 1 : 5 % de risque,
- une personne de groupage HLA DR3 et DR4 : 7 % de risque,
- le frère ou la sœur d'un diabétique de type 1, de groupage HLA identique : 15 % de risque,

- un enfant de deux parents diabétiques : 30 % de risque
- le jumeau homozygote d'un diabétique de type 1 : 30 à 40 % de risque,
- le jumeau de même groupage HLA DR3 et DR4 : 70 % de risque.

— QUESTION N° 31 —

Peut-on prévenir l'apparition d'un diabète de type 2 ?

Il n'est pratiquement pas possible de prévenir l'apparition d'un diabète de type 1 en raison de son déterminisme auto-immun qui en fait un diabète de déclenchement brutal et précoce.

Le diabète de type 2 est par contre, d'installation beaucoup plus progressive et son apparition clinique est habituellement soumise à l'influence d'un environnement déterminant. Bien entendu la prévention proposée aux sujets à risque ne peut agir sur leur terrain génétiquement prédisposé, mais elle peut infléchir le moment d'apparition du diabète en le retardant de quelques années.

C'est ainsi que les programmes de santé publique de plusieurs pays se sont donnés comme objectifs de contrôler les principaux facteurs de risque environnementaux que sont l'obésité et la sédentarité, pour tenter de réduire la prévalence du diabète de type 2 sur leur territoire. La mise en œuvre précoce de mesures hygiéno-diététiques chez des sujets à risque a ainsi donné des résultats satisfaisants à l'occasion d'expériences américaines (Diabetes Prevention Program), suédoises (Malmö Study), chinoises (Da Qing IGT), anglaises (Diabetes Study) et finlandaises (Finish Diabetes Prevention Study), puisqu'une simple rééquilibration alimentaire et une activité physique régulière (4 heures par semaine) ont permis de réduire l'incidence du diabète de près de 60 % chez les patients intolérants au glucose bénéficiant de ce programme préventif.

C'est la raison pour laquelle, depuis quelques années, les pouvoirs publics tentent de promouvoir l'éducation à la santé notamment en termes de nutrition et d'activité physique. Théoriquement destinée aux sujets à risque que sont les intolérants au glucose, les personnes ayant des antécédents familiaux de diabète et les femmes ayant fait un diabète gestationnel, cette éducation, au regard de ses effets bénéfiques pour tous, est actuellement étendue à l'ensemble de la population afin de prévenir, non seulement l'obésité et le diabète de type 2 mais encore des complications plus larges telles que les dyslipidémies, l'hypertension artérielle ou les accidents cardiovasculaires.

QUESTION N° 32

L'obésité peut-elle être l'origine du diabète ?

L'obésité est considérée actuellement comme un important facteur de risque concourant à l'apparition d'un diabète de type 2. En effet, la surcharge en graisse viscérale (dans et autour des organes intra-abdominaux comme au niveau du foie dans lequel les graisses provoquent une stéatose hépatique) et en graisse intramusculaire, provoque une insulinorésistance propice au développement ultérieur d'un diabète.

Il semble que le lien obésité-diabète puisse avoir plusieurs déterminants :

- **Une cause alimentaire** pure par un excès d'apport responsable d'une obésité par un stockage progressif sur plusieurs années, tant dans les viscères que dans les muscles, provoquant un diabète par insulinorésistance acquise.
- **Une cause génétique par une insulinorésistance musculaire** programmée provoquant alors un hyperinsulinisme réactionnel, qui sera à l'origine d'une importante mise en réserve alimentaire sous forme de tissus graisseux, occasionnant une obésité puis un diabète.
- **Une cause génétique par une hypersensibilité programmée du tissu adipeux à l'insuline,** responsable d'une mise en réserve par excès sous forme de tissus graisseux donc d'une obésité puis d'un diabète.
- **Une cause génétique par une hypersensibilité programmée du pancréas aux stimulus insulinosécréteurs,** responsable d'un hyperinulinisme secondaire provoquant une mise en réserve alimentaire sous forme de tissus graisseux occasionnant une obésité puis un diabète.

QUESTION N° 33

Y a-t-il des médicaments qui provoquent un diabète ?

Aucun médicament ne peut rendre quelqu'un diabétique, mais il est possible que certains traitements puissent révéler un terrain diabétique qui n'était alors pas connu de la personne traitée. Le médicament ne fait ainsi que déceler la prédisposition génétique à développer un diabète qui peut alors persister même après l'arrêt du traitement.

Au sein de la pharmacopée disponible sur le marché français, quelques molécules ont été repérées comme pouvant potentiellement perturber l'équilibre glycémique :

- les glucocorticoïdes (par exemple, Cortancyl®, Solupred®, Solumédrol®...),
- les hormones thyroïdiennes (par exemple Lévothyrox®, L-Thyroxine®...),
- la pentamidine (Pentacarinat®), antiparasitaire traitant la leishmaniose et la pneumocytose),
- les diurétiques thiazidiques (par exemple Tenstaten®, Esidrex®, Fludex®...),
- l'acide nicotinique (par exemple Lofenalac® traitant la phénylcétonurie),
- le diazoxide (par exemple Hyperstat® qui est un antihypertenseur),
- les pilules œstroprogestatives (par exemple Adépal®, Minidril®, Triella®, Stédiril®...),
- les interféron-alpha (par exemple Introna®, Viraferon®...) qui sont des immunomodulateurs traitant les hépatites virales B et C, certaines leucémies, myélomes ou lymphomes...
- les agonistes β-adrénergiques (par exemple Isuprel®, Dubutrex®) qui sont des stimulants de la contractilité cardiaque, utilisés en réanimation.

Le fait que ces médicaments révèlent un diabète sous-jacent ou déséquilibrent un diabète déjà connu, ne veut pas dire que ce sont de mauvais médicaments, ou qu'ils ne doivent jamais être utilisés chez un diabétique. Les corticoïdes, l'inferféron, les hormones thyroïdiennes, les diurétiques ou bien entendu, les toni-cardiaques, doivent être proposés aux patients si leur indication est justifiée. Il faut simplement être attentif à ces effets métaboliques et, soit introduire un peu d'insuline, soit majorer l'insulinothérapie antérieure, tout en poursuivant ces nouveaux traitements dont l'introduction a été nécessaire.

V - Épidémiologie et dépistage

— QUESTION N° 34 —

Combien y a-t-il de diabétiques en France ?

En 2004, on évalue le nombre de personnes diabétiques en France à environ 2,8 millions, ce qui correspond à une prévalence de 4,8 %. Dans cet ensemble, les diabétiques de type 1 sont peu nombreux, approximativement 200 000, la grande majorité des diabétiques étant des diabétiques de type 2.

Ces derniers bénéficient de quatre grandes catégories de traitements dont la répartition peut être chiffrée comme suit : une rééquilibration alimentaire sans aucun médicament : 400 000 ; un équilibre alimentaire associé à des anti-diabétiques oraux : 1 400 000 ; un équilibre alimentaire, des anti-diabétiques oraux et de l'insuline : 120 000 ; un équilibre alimentaire et de l'insuline exclusivement : 80 000. Par ailleurs, on estime que près de 400 à 600 000 personnes ignoreraient leur diabète en raison d'une absence de dépistage.

— QUESTION N° 35 —

Combien y a-t-il de diabétiques dans le monde ?

Compte tenu de la couverture sociale, médicale et épidémiologique très inégale selon les pays, il est difficile d'estimer le nombre exact de diabétiques dans le monde.

Comme pour la France, on estime toutefois que le diabète de type 2 représente 80 à 90 % des diabétiques recensés, mais il s'agit de données provenant essentiellement des pays industrialisés qui sont les plus concernés en raison de l'opulence de leur alimentation.

En 2000, on considérait le nombre de diabétiques dans le monde à environ 145 millions de personnes, mais l'on prévoit pour 2010, une majoration à 213 millions de diabétiques et pour 2025, plus de 300 millions.

Pour donner quelques exemples par pays, voici les prévalences (terme qui désigne le nombre de cas en pourcentage d'une maladie) que donne l'Organisation Mondiale de la Santé : Afrique : 1,1 % ; Amérique du Nord : 6 % ; Amérique latine entre 8 et 15 % ; Inde : 8 et 10 % ; îles du Pacifique : entre 30 et 50 % ; Polynésie française, Nauru, Micronésie : supérieure à 50 %.

— QUESTION N° 36 —

Faut-il instaurer un dépistage systématique du diabète pour toute la population française ?

Il n'y a aucun intérêt à effectuer un dépistage systématique du diabète à toute la population française. Cette attitude ne serait rentable ni au plan médical, ni au plan économique, ni même au plan humain. Par contre, le principe du dépistage « ciblé », c'est-à-dire spécifiquement proposé à une partie plus à risque de la population, est défendu depuis de nombreuses années par les experts internationaux et adopté par la France depuis février 2003. L'Agence Nationale d'Accréditation et d'Évaluation en Santé propose en effet, le dépistage du diabète par la mesure au laboratoire de biologie médical, de la glycémie à jeun, sur du sang veineux, chez tous les sujets de plus de 45 ans présentant au moins un des marqueurs de risque de diabète suivants :

- un excès pondéral, défini par un indice de masse corporelle (rapport du poids sur la taille au carré : IMC = P/T^2) supérieur à 28,
- un diabète familial (parenté au 1er degré),
- un diabète gestationnel et/ou une grossesse ayant donné naissance à un enfant de plus de 4,5 kilogrammes,
- une hypertension artérielle (TA supérieure à 140/90 mmHg),
- un taux de cholestérol-HDL inférieur à 0,35 gramme par litre et/ou de triglycérides supérieur à 2,50 grammes par litre,

- une intolérance au glucose ou un diabète, induit par un traitement (par exemple de la cortisone).

Lorsque chez ces personnes, la glycémie est normale, le test doit être répété tous les trois ans.

QUESTION N° 37

Y a-t-il un intérêt à utiliser un appareil de contrôle glycémique capillaire pour effectuer un dépistage du diabète ?

Il n'est habituellement pas recommandé d'effectuer un dépistage du diabète par une glycémie capillaire. Pour des raisons de fiabilité, les recommandations professionnelles préfèrent l'utilisation du sang veineux. Bien entendu, ceci ne veut pas dire que les mesures de glycémies réalisées par les petits appareils d'autocontrôle glycémique ne sont pas utiles, mais simplement que leur interprétation ne doit être réservée qu'à la surveillance et à l'adaptation thérapeutique du diabétique. Il faut par ailleurs savoir que l'on considère que la glycémie capillaire affichée par un appareil d'autocontrôle est supérieure d'environ 15 % à la glycémie veineuse rendue par le laboratoire (la première est chiffrée sur du sang total, la seconde sur du plasma).

L'Agence Nationale d'Accréditation et d'Évaluation en Santé considère toutefois qu'il est intéressant de proposer un dépistage par glycémie capillaire chez les personnes de plus de 45 ans en situation de précarité. Qu'il s'agisse de réfugiés politiques, de personnes sans domicile fixe ou de personnes sans protection sociale, avec ou sans marqueur de risque de diabète, la pratique d'un test de dépistage par une glycémie capillaire peut être facilement réalisée permettant d'une part d'éviter un déplacement au laboratoire avec ses aléas quant à la réalisation effective par le sujet et d'autre part l'obtention d'un résultat immédiat avec la possibilité d'une mise en œuvre rapide de conseils adaptés. Dans ces circonstances, les valeurs définissant le diabète sont de 1,20 grammes par litre si le prélèvement est effectué 2 heures après un repas ou de 1,50 grammes par litre s'il est réalisé moins de 2 heures après une prise alimentaire. En cas de positivité, un dépistage veineux au laboratoire doit alors confirmer le diagnostic de diabète (1,26 grammes par litre à jeun).

Dans le cas où un diabétique souhaiterait réaliser une glycémie capillaire à une autre personne que lui-même (un enfant, un frère, un parent ou même un ami) afin de lui permettre de connaître sa glycémie dans une circonstance particulière, il est impératif qu'il utilise l'un des lecteurs de glycémies recommandés par l'AFSSAPS[1]. En effet, il faut éviter que le sang du diabétique éventuellement resté sur l'appareil, puisse être en contact avec le doigt de la personne testée, au regard du risque potentiel de contamination virale (virus de l'hépatite B, de l'hépatite C, du sida...). Les appareils recommandés pour ce type de mesures sont donc des appareils dont les bandelettes sont partiellement sorties de leur logette et sur lesquelles le sang est déposé sans contact direct ou indirect avec l'embase.

— QUESTION N° 38 —

Doit-on recherche un diabète systématiquement chez toutes les femmes enceintes ?

Le diabète qui apparaît chez une femme enceinte qui n'était pas diabétique avant sa grossesse, s'appelle un diabète gestationnel (cf. question N° 78). Pour prévenir les complications fœto-maternelles et obstétricales qui peuvent se développer lorsque le diagnostic n'est pas porté, un dépistage systématique du diabète est proposé au 6e mois (24e à 26e semaine d'aménorrhée). Bien que chaque médecin soit libre de proposer ce test à n'importe quelle femme, la tendance actuelle est de le faire pratiquer chez les femmes les plus à risque de développer ce problème métabolique, telles que :

- les patientes âgées de plus de 25 ans,
- les patientes âgées de moins de 25 ans mais en surpoids (dont l'indice de masse corporel est supérieur à 27),
- les patientes ayant une histoire familiale de diabète chez les parents,
- les patientes qui avaient une glycémie à jeun entre 1,10 et 1,26 grammes par litre avant la grossesse.

Le dépistage utilise le test de O'Sullivan qui est une analyse de sang avant et après une absorption de 50 grammes de glucose entre la 24e et la 28e semaine de grossesse. Une heure après cette absorption, la glycémie doit être inférieure à 1,40 grammes par litre pour être considérée comme normale.

[1] *La liste de ces appareils est proposée sur le site Internet de l'AFSSAPS : http://afssaps.sante.fr/*

Chez les femmes ayant des antécédents d'enfants mort-nés ou de macrosomie (bébé de plus de 4,5 kilogrammes à la naissance), ce test peut être effectué au premier trimestre de la grossesse.

Lorsque le test de O'Sullivan dépasse 1,40 g/l à une heure, il doit être confirmé par une hyperglycémie provoquée par voie orale utilisant 100 grammes de glucose. À 1 heure, la glycémie doit être inférieure à 1,80 g/l, à 2 heures, elle doit être inférieure à 1,55 g/l et à 3 heures, inférieure à 1,40 g/l. Le diagnostic de diabète gestationnel est retenu si 2 des 4 valeurs de glycémie sont anormales.

QUESTION N° 39

Lors de la découverte de mon diabète, on m'a conseillé de rechercher une hémochromatose : pourquoi ?

L'hémochromatose est une maladie génétique transmise par un gène, appelé HFE, situé sur le chromosome 6. Elle se traduit par une hyperabsorption intestinale du fer alimentaire provoquant de ce fait, une surcharge sanguine. Après plusieurs années, la vascularisation des organes par un sang trop riche en fer, en provoque l'accumulation progressive dans les différents tissus, notamment le foie, le pancréas et le cœur.

C'est la toxicité du fer qui s'infiltre dans les cellules du foie et du pancréas qui entraîne les altérations fonctionnelles à l'origine d'un diabète. Ce diabète est alors dit « secondaire » à l'accumulation ferrique. Bien que peu fréquent, il est habituellement conseillé lors de la découverte d'un diabète de type 2, de s'assurer qu'il n'est pas en rapport avec une hémochromatose jusqu'à présent non diagnostiquée.

Le dépistage de l'hémochromatose est simple puisqu'il consiste à doser le fer et la ferritine dans le sang. Si ces paramètres sanguins sont élevés, il suffit de rechercher les mutations du gène HFE caractéristiques de l'hémochromatose génétique : la mutation C282Y et la mutation H63D.

Le traitement de l'hémochromatose consiste en des saignées régulières pour expurger le fer en trop grande quantité dans le sang.

VI - Quelques symptômes cliniques

QUESTION N° 40

Y a-t-il des signes cliniques particuliers lorsque le diabète se déclare ?

La symptomatologie clinique évocatrice d'un diabète est généralement différente selon qu'il s'agit d'un diabète de type 1 ou d'un diabète de type 2 : le premier est brutal, apparaissant sur quelques jours et cliniquement très expressif ; le second est progressif, s'étalant sur plusieurs années et cliniquement moins précis.

C'est souvent un événement particulier qui précipite le diagnostic et révèle le terrain diabétique qui ne s'était jusqu'alors pas exprimé : un stress intense (un accident de la voie publique, un décès, une agression...), une infection virale ou bactérienne sévère (méningite, pyélonéphrite, pneumopathie...), une fracture ou une entorse grave, une maladie inflammatoire (polyarthrite rhumatoïde, maladie de Crohn, recto-colite...), une blessure ou une plaie surinfectée...

Lorsque la cause révélatrice est très intense, le diagnostic de diabète peut alors être porté à l'occasion d'une complication grave telle qu'un coma acido-cétosique ou un coma hypoglycémique avec convulsions.

QUESTION N° 41

Quels sont les signes cliniques de l'apparition d'un diabète de type 1 ?

Le diabète de type 1, qui survient habituellement chez le sujet jeune de moins de 20 ans, s'exprime cliniquement par des symptômes caractéristiques très évocateurs du diagnostic. Nous retiendrons les principaux signes suivants :

- **Une polyurie,** qui signifie une miction fréquente et abondante, survenant aussi bien le jour que la nuit et pouvant atteindre 5 à 6 litres par jour. Elle est secondaire à l'élévation de la glycémie qui provoque une fuite urinaire d'eau et de sucre.
- **Une polydipsie,** qui signifie une soif intense, en rapport avec l'importance de la polyurie.
- **Un amaigrissement,** qui est secondaire à l'absence de pénétration du sucre dans les tissus par manque d'insuline. On observe alors une fonte du tissu graisseux et de la masse musculaire.
- **Une polyphagie,** qui signifie une prise alimentaire fréquente et importante secondaire au déficit cellulaire en glucose qui ne peut pénétrer les tissus. Ce signe est inconstant mais inquiète le patient qui constate malgré son importante ingestion alimentaire, la poursuite de sa perte de poids.

QUESTION N° 42

Quels sont les signes cliniques de l'apparition d'un diabète de type 2 ?

À l'inverse du diabète de type 1, le diabète de type 2 possède une symptomatologie clinique insidieuse et non caractéristique, qui fait parfois retarder le diagnostic. On considère qu'entre le début de la maladie et son diagnostic s'écoule en moyenne près de 7 ans ! Habituellement ce diabète est découvert après l'âge de 40 ans et fréquemment chez un sujet obèse. Les symptômes le plus souvent rencontrés lors de son installation sont les suivants :

- une faim permanente,
- des infections répétées (furoncles, infections urinaires, infections du gland ou de la vulve),
- des mictions fréquentes,
- des plaies traînantes et cicatrisant mal,
- des crampes et des douleurs des jambes à la marche,
- des troubles visuels occasionnels...

Le diagnostic de diabète de type 2 n'est pas toujours aisé car ces symptômes peuvent être isolés, permanents ou intermittents ou même s'exprimer de façon variable selon les saisons, l'activité physique, la fatigue, le stress...

QUESTION N° 43

Pourquoi ai-je des maux de tête certains matins au réveil ?

Les causes des céphalées sont très nombreuses et bien entendu, il ne s'agit pas dans cet ouvrage, d'en faire une liste exhaustive. En effet, tout peut être envisageable et ceci relève de la réflexion médicale qui intégrera un faisceau d'arguments cliniques et biologiques pour établir au final des hypothèses diagnostiques : origine vasculaire (migraine, maladie de Horton...), origine neurologique (névralgies du trijumeau, géniculée...), origine tumorale (astrocytome, méningiome...), origine infectieuse (sinusites, abcès dentaires, méningites...) etc.

Il s'agit ici d'évoquer les causes les plus significatives des maux de tête survenant le matin chez un diabétique. Nous retiendrons donc les plus fréquentes :

- **Une hypoglycémie nocturne.** Survenue généralement entre 02 et 04 heures du matin, le patient n'en a pas ressenti les symptômes et son organisme a réagi en sécrétant son propre glucagon pour l'aider à surmonter seul cet épisode métabolique. Les maux de tête signent la carence momentanée de la seule nourriture cérébrale, le glucose. La glycémie matinale au contrôle capillaire du réveil peut être parfaitement normale ou même légèrement plus élevée que la normale. Par contre la glycosurie est nulle ou très basse (cf. question N° 166).

- **Une hypertension artérielle matinale.** La tension artérielle diminue physiologiquement la nuit mais remonte le matin au réveil sous l'effet conjugué des fluctuations sympathiques et de la sécrétion en cortisol[2]. Chez le diabétique, cette régulation nocturne disparaît avec l'ancienneté du diabète et la tension artérielle peut être anormalement identique à celle de la journée ou même plus élevée que dans la journée. Les maux de tête matinaux en sont alors le reflet et la présence d'une microalbuminurie élevée ou d'une protéinurie dans les urines du matin peut être un des signes de cette hyperpression nocturne (cf. question N° 148).
- **Un glaucome (cf. question N° 75).** Cette affection qui provoque une hyperpression oculaire peut être la cause aiguë ou chronique de céphalées matinales. Généralement cette douleur est accompagnée de signes oculaires accompagnateurs faisant évoquer le diagnostic, mais ce cortège symptomatique n'est pas constant et devant des récidives de maux de tête matinaux, il est prudent de faire mesurer par l'ophtalmologue sa pression intraoculaire.

— QUESTION N° 44 —

Pourquoi je ne sens plus bien le sol, pieds nus ?

Il s'agit de l'un des signes cliniques de la neuropathie diabétique (cf. questions N° 65, 66, 70, 72, 73) qui peut toucher tous les nerfs du corps. L'atteinte des fibres sensitives des membres inférieurs s'accompagne de signes cliniques évocateurs :

- sensation de brûlures, notamment nocturne,
- fourmillements dans les orteils,
- démangeaisons sur le dos du pied,
- perte de la sensibilité thermique et douloureuse.

Le dépistage par le patient ou par le médecin d'une atteinte nerveuse des membres inférieurs et notamment des pieds, est fondamental car il permet de prendre les précautions nécessaires pour éviter l'installation ultérieure d'un mal perforant plantaire (cf. question N° 66).

---

[2] *Pour plus de détails sur le chronophysiologie de la pression artérielle voir :* Le corps et ses rythmes, *par Éric Marsaudon, aux éditions Dangles.*

QUESTION N° 45

Pourquoi malgré mon désir sexuel vivace, je n'ai plus d'érection ?

Selon les résultats de la dernière enquête de l'association française des diabétiques[3], près de 42 % des patients diabétiques souffrent d'impuissance. Le désir sexuel et la libido du sujet ne sont pas altérés mais sa concrétisation physique peut être perturbée par la conjonction de plusieurs causes :

- une artérite des artères honteuses internes,
- une neuropathie touchant les nerfs parasympathiques,
- une prise médicamenteuse perturbatrice (les béta-bloquants, les diurétiques thiazidiques et anti-aldostéroniques, les fibrates, certains neuroleptiques, certains anti-ulcéreux),
- des facteurs psychogènes, très souvent surajoutés, compliquant la prise en charge par un sentiment de dévalorisation, le désir de performance et l'anxiété engendrée par l'auto-observation.

Pour permettre une bonne prise en charge du patient, il est alors nécessaire de réaliser un bilan complet destiné à examiner ses capacités physiologiques : dosages endocriniens (insuffisance gonadique secondaire, hyperprolactinémie) explorations vasculaires (doppler ou d'un écho-doppler), examens neurologiques (électromyogramme, exploration du tonus vésical...). Ces explorations permettent parfois de découvrir également une éjaculation rétrograde, préalable ou concomitante, à l'impuissance (il s'agit d'une éjaculation vers la vessie et non plus vers l'extérieur en raison de troubles neurologiques pelviens).

Dès lors, plusieurs solutions peuvent s'offrir aux patients selon la ou les cause(s) retrouvée(s) :

- effectuer si cela est possible un arrêt des thérapeutiques susceptibles de provoquer des troubles érectiles,
- arrêter toute prise alcoolique,
- améliorer l'équilibre glycémique,
- proposer un petit traitement simple de type alphabloquant.

[3] *http://www.afd.asso.fr/*

Si cette attitude est mise en échec après quelques semaines, un traitement spécifique doit être mis en œuvre dont les grandes lignes sont les suivantes :

- médicamenteuse par des comprimés de type Yohimbine®, Ixense®, Uprima®, Viagra®, Cialis®...
- médicamenteuse par des injections intra-caverneuses de type Icavex®, Caverject®, Edex® (cf. question N° 128),
- médicamenteuse par la mise en place d'un dispositif intra-urétral de type Muse®,
- aspiratif par le biais d'une pompe à air de type Vaccum®, qui, en créant un vide, aspire le sang dans la verge, la gonflant de ce fait mécaniquement. Un petit élastique doit ensuite être glissé à la base du pénis pour maintenir artificiellement l'érection durant le rapport,
- mise en place d'une prothèse pénienne (cf. question N° 129),
- intervention chirurgicale pour revascularisation artérielle ou ligatures veineuses (peu d'intérêt pour le diabétique).

QUESTION N° 46

Quels sont les signes de perturbations sexuelles chez la femme diabétique ?

Les organes génitaux féminins bénéficient des mêmes systèmes vasculaires et nerveux que ceux de l'homme. Cette égalité physiologique est observable dès le stade embryologique puisque, sur une même base tissulaire, c'est à partir de la 4e semaine de vie embryonnaire que les organes génitaux se différencient. Selon le message chromosomique, soit le clitoris et les grandes lèvres restent en place et se façonnent en vulve lors d'un signal féminin, soit le clitoris croît pour devenir un pénis et les grandes lèvres grossissent pour former des bourses, quand le signal est masculin.

Le clitoris est donc l'équivalent vasculaire et nerveux du gland, tandis que la muqueuse et les muscles du vagin se congestionnent grâce à une très dense vascularisation comme les corps caverneux de la verge. La concrétisation physique du désir sexuel féminin (sensibilité du clitoris, gonflement et lubrification vaginale) peut donc être altérée par les mêmes complications chroniques du diabète que l'homme :

- artérite des artères honteuses internes,
- neuropathie touchant les nerfs parasympathiques,

- surinfections bactériennes et mycosiques répétées,
- facteurs psychogènes perturbant la libido.

Les plaintes de patientes sont toutefois plus rares que pour l'homme (environ 30 % des femmes diabétiques se plaignent de troubles sexuels) et il n'est pas facile de savoir si cette moindre fréquence est le fait d'une réalité clinique ou d'un désinvestissement psychologique. En effet, si l'impuissance masculine est visible et bloque toute pénétration sexuelle, les troubles génitaux féminins n'empêchent pas toujours la pénétration et peuvent donc de ce fait rester sous-estimés car les femmes en parlent peu avec leur conjoint ou leur médecin. Il faut donc interroger les patientes diabétiques pour découvrir alors leur perte progressive de plaisir et parfois même leur gêne aux rapports. L'expression clinique des principales perturbations sexuelles de la femme diabétique peut prendre les formes suivantes :

- **Une dyspareunie** est une douleur provoquée par la pénétration sexuelle. Les causes peuvent être nombreuses : ulcérations sur le col de l'utérus, abcès ou ulcères sur la paroi vaginale, mycose vaginale ou vulvaire, neuropathie parasympathique pelvienne.
- **Un vaginisme** est une contracture douloureuse vaginale empêchant toute pénétration. Les causes peuvent être psychogènes (anxiété, appréhension d'une future dyspareunie), infectieuses (mycose vaginale ou vulvaire), dermatologiques (eczéma vulvaire, ulcération ou inflammation des petites lèvres), sécrétoires (sécheresse vaginale par diminution sécrétoire des glandes de Bartholin à l'entrée du vagin).
- **Une anorgasmie** est la perte du plaisir orgasmique par inhibition du réflexe orgasmique végétatif et atteinte du nerf dorsal du clitoris (branche du nerf périnéal superficiel).

Les solutions thérapeutiques sont fonction des problèmes rencontrés. Selon les circonstances peuvent alors être proposés :

- des crèmes et ovules anti-mycosiques,
- des ovules lubrifiants,
- des solutions antiseptiques pour applications vulvaires,
- des crèmes œstrogéniques pour applications vulvaires,
- des pilules anti-androgèniques (de type Diane® ou Climène®),
- des pilules œstro-progestatives,
- des antidépresseurs (de type Norset®, Moclamine®, Stablon®),
- parfois une rééducation périnéale peut être également indiquée.

Bien entendu, comme pour l'homme, l'équilibration glycémique optimale est non seulement un moyen préventif pour éviter ces troubles sexuels mais également curatif, au moins pour les mycoses répétées et la dyspareunie par sécheresse des glandes de Bartholin.

— QUESTION N° 47 —

Pourquoi ai-je des fourmillements dans les doigts ?

Les fourmillements dans les doigts sont une des expressions cliniques des complications microangiopathiques du diabète (cf. question N° 65). À cette symptomatologie peut également se surajouter d'autres troubles, tels que des douleurs pulpaires nocturnes ou des douleurs après un léger effort de préhension conduisant parfois à lâcher des objets. Ces symptômes sont la conséquence du déséquilibre glycémique chronique qui peut alors être responsable :

- **d'une mononeuropathie,** c'est-à-dire la destruction partielle, par glucotoxicité neuronale, d'un des nerfs descendant dans la main tels que le nerf radial, le nerf cubital ou le nerf médian ;
- **d'un épaississement du ligament annulaire antérieur du poignet,** par fibrose et altération vasculaire, qui comprime le nerf médian et/ou le nerf cubital qui passent dans le canal carpien réalisant le « syndrome du canal carpien ».

Habituellement, un électromyogramme (cf. question N° 177) permet de faire le diagnostic de l'une ou de l'autre atteinte nerveuse, facilitant de ce fait la prise en charge thérapeutique ultérieure.

— QUESTION N° 48 —

Pourquoi ai-je fréquemment des démangeaisons vaginales ?

Les démangeaisons vaginales sont fréquentes chez la femme diabétique. Elles signent une mycose vulvaire ou vaginale qui est la conséquence du déséquilibre glycémique (les sécrétions vaginales sont alors sucrées) et du milieu chaud et humide du vagin qui constitue alors un terrain extrêmement favorable à la prolifération microbienne.

Les signes cliniques de cette vulvite ou vulvovaginite sont des démangeaisons fréquentes, de petits écoulements vulvaires, une rougeur, un gonflement des grandes et petites lèvres, des brûlures vaginales et une dyspareunie (cf. question N° 46). Les germes le plus souvent rencontrés sont :

- Le *Candida albicans* : il provoque de petits dépôts blanchâtres sur la vulve et des écoulements vulvaires grumeleux.
- Le *Trichomonas vaginalis* : les pertes vaginales sont alors verdâtres, abondantes et malodorantes. Une infection urinaire ou une urétrite est souvent associée.
- Les germes pyogènes (*Staphylocoque, Echerichia coli, Garnerella vaginalis*) : qui sont responsables de brûlures urinaires, de leucorrhées grises ou blanches malodorantes.

Le danger d'une infection génitale provient de son extension possible, soit vers les voies urinaires pouvant provoquer une pyélonéphrite avec un risque rénal, soit vers l'utérus déclenchant une endométrite ou une salpingite, beaucoup plus grave. Il est donc conseillé de consulter son médecin rapidement en cas de surinfection génitale pour bénéficier d'un traitement rapide (ovule et/ou application de crème) avant qu'une potentielle complication ne survienne.

QUESTION N° 49

Pourquoi ai-je fréquemment des brûlures urinaires ?

Les brûlures urinaires sont, avec les mictions fréquentes, des signes d'infections urinaires basses appelées cystites. Celles-ci sont d'autant plus fréquentes que le diabète est déséquilibré. En effet, l'hyperglycémie chronique s'accompagne d'une importante glycosurie et ces urines très sucrées dans une vessie à température corporelle constituent un milieu propice à la prolifération bactérienne.

Les cystites sont plus fréquentes chez la femme que chez l'homme en raison du fait que le méat urinaire féminin est très proche de deux sites potentiellement sources de microbes : le vagin avec sa flore saprophyte et le périnée parfois souillé par des germes issus de l'anus.

La présence de brûlures urinaires impose un traitement antibiotique rapide avant que l'infection gagne les reins et provoque une pyélonéphrite (cf. question N° 77).

QUESTION N° 50

Pourquoi suis-je essoufflé au moindre effort ?

L'essoufflement à l'effort est un des signes de l'altération cardiaque induite par le diabète. En effet, le cœur peut souffrir après des années d'hyperglycémie chronique :

- **d'une macroangiopathie** (cf. question N° 64) qui touche les artères coronaires et/ou le ventricule gauche dont l'épuisement contractile sera exacerbé en cas d'hypertension artérielle ;
- **d'une microangiopathie** (cf. question N° 65) qui touche les petits vaisseaux du muscle cardiaque provoquant une cardiomyopathie à l'origine d'une insuffisance cardiaque.

L'essoufflement à l'effort doit donc faire indiscutablement rechercher une angine de poitrine, une insuffisance cardiaque ou une hypertension artérielle.

QUESTION N° 51

Pourquoi ai-je des douleurs dans les jambes après une marche même très peu importante ?

Ces douleurs sont les premiers symptômes de l'artérite des membres inférieurs qui touche 45 % des diabétiques après 20 ans d'évolution. Cette macroangiopathie induite par l'hyperglycémie chronique est responsable d'un rétrécissement progressif des artères des membres inférieurs.

Au stade initial de la maladie, le débit circulatoire est suffisant au repos pour vasculariser sans problème les tissus périphériques mais lors d'un effort, la demande en oxygène des muscles nécessite une augmentation du débit circulatoire que ne peuvent pas fournir les artères sténosées par de nombreuses plaques d'athérosclérose. De ce fait, un déficit en oxygène à l'effort s'installe assez vite et déclenche des douleurs d'ischémie que l'on appelle une « claudication intermittente ». Plus la distance parcourue (appelée périmètre de marche) est courte avant l'apparition de la douleur, plus l'artérite est sévère.

— QUESTION N° 52 —

Pourquoi ma vision se trouble, depuis que mes glycémies sont élevées ?

À l'occasion des fluctuations glycémiques, notamment des hyperglycémies, le patient diabétique peut présenter des flous visuels, des difficultés d'accommodation, des gênes à la lecture et/ou des diminutions de l'acuité visuelle... Ces troubles oculaires sont le fait de problèmes momentanés du catabolisme du glucose dans le cristallin dont les capacités peuvent être dépassées lors d'hyperglycémies importantes. Ceci génère une altération passagère de la transparence du milieu et des troubles de la motricité des muscles ciliaires contrôlant la courbure du cristallin.

En principe, avec l'équilibration des glycémies, ces gênes visuelles s'estompent progressivement et disparaissent. Toutefois, par principe, devant le moindre trouble oculaire chez un diabétique, l'appréhension d'une rétinopathie ou d'un glaucome doit faire consulter un ophtalmologue pour être sûr qu'un symptôme brutal ne signe pas une aggravation soudaine de lésions antérieures.

— QUESTION N° 53 —

Je suis très souvent constipé, mon diabète est-il en cause ?

Il existe de nombreuses causes à une constipation dont le diabète peut effectivement faire partie. Il s'agit là de l'une des complications à long terme du diabète déséquilibré que l'on appelle la neuropathie végétative. Sa localisation digestive peut aussi concerner le cœur (cf. question N° 72), la vessie (cf. question N° 70), les organes génitaux (cf. questions N° 45 et 46), la peau..., elle se manifeste par une gastroparésie (paralysie de l'estomac, retardant l'absorption alimentaire) et par une entéropathie (paralysie du colon). Cette dernière peut s'exprimer soit par une constipation, soit par des diarrhées, soit par des douleurs abdominales.

Pour combattre ces troubles digestifs du colon, on propose au patient diabétique de consommer régulièrement des fibres alimentaires qui non seulement aident à la régularisation du transit mais encore diminuent les glycémies post-prandiales (cf. question N° 90).

— QUESTION N° 54 —

Pourquoi ai-je des crampes dans les jambes la nuit ?

Il s'agit de symptômes évoquant une neuropathie périphérique des membres inférieurs qui peuvent s'exprimer isolément ou associés à des troubles de la sensibilité des pieds ou des dysesthésies des orteils (cf. question N° 44).

Cette atteinte des fibres sensitives est parfois même très douloureuse la nuit et peut rapidement devenir insomniante. Sa prise en charge nécessite souvent, en plus des antalgiques habituels, la prescription de certains neuroleptiques (par exemple Rivotril® ou Laroxyl®).

— QUESTION N° 55 —

Pourquoi ai-je des douleurs dans les jambes lorsque je les allonge ?

La douleur des jambes à la position allongée, qu'il s'agisse de la nuit ou de la journée, est significative de lésions arthériopathiques sévères des membres inférieurs.

Il s'agit du stade 2 de l'artérite (cf. question N° 51 pour le stade 1) dont l'évolution sténosante est telle, que l'ischémie des tissus apparaît d'emblée dès que le sujet allonge ses jambes. En effet, lors de la position debout ou assise les jambes pendantes, la pression atmosphérique par gravité, permet au sang de parvenir jusqu'aux extrémités des pieds, évitant de ce fait toute souffrance. Par contre, lorsque les jambes sont allongées cette pression favorable ne s'exerce plus et le sang ne progresse donc plus bien vers les tissus périphériques, provoquant une ischémie douloureuse.

— QUESTION N° 56 —

Quels sont les signes d'un œdème du poumon ?

Un œdème pulmonaire survenant chez un diabétique est le signe d'une décompensation cardiaque secondaire soit à une insuffisance ventriculaire gauche chronique dans un contexte de coronaropathie et/ou d'hypertension artérielle, soit à un infarctus brutal et massif.

La symptomatologie clinique comprend habituellement une respiration rapide et bruyante, entrecoupée de toux. À l'approche du malade, on entend parfois sans auscultation, des gargouillements liquidiens pulmonaires à la respiration ou à la toux. Le sujet très angoissé, présente des sueurs profuses, s'agite et cherche l'air en respirant péniblement. Le cœur s'accélère et la tension peut chuter. Sans soins rapides, l'évolution naturelle va à l'aggravation avec un risque de décès.

Les diabétiques coronariens, hypertendus ou insuffisants cardiaques doivent connaître ces signes afin d'appeler rapidement, en cas d'apparition brutale, leur médecin traitant ou le SAMU.

— QUESTION N° 57 —

Quels sont les signes de la gangrène ?

La gangrène est 40 fois plus fréquente chez le diabétique que chez le non-diabétique. Il s'agit de l'expression ultime de l'artérite qui est dite alors au stade 4. Elle est le résultat tissulaire d'une occlusion complète d'une artère au niveau d'un orteil ou du pied.

La gangrène se caractérise par une zone cutanée douloureuse prenant en quelques heures une coloration noire qui témoigne de la destruction locale des tissus. Si l'artériopathie est associée à une neuropathie sévère, cette altération tissulaire peut même évoluer insidieusement, sans douleur. La lésion gangrenée peut être sèche et localisée ou humide et s'étendre rapidement aux tissus voisins. Elle s'étend en surface et en profondeur et s'accompagne de phénomènes inflammatoires locaux et/ou d'infections ostéo-articulaires. L'amputation de la zone concernée et parfois même d'un territoire plus large pour faciliter la cicatrisation, est la seule thérapeutique envisageable pour contrôler cette complication.

VII - Les complications

— QUESTION N° 58 —

Quels sont les signes cliniques de l'hypoglycémie ?

Une hypoglycémie est définie par un taux de sucre sanguin inférieur à 0,5 gramme par litre. Elle se caractérise habituellement par des symptômes cliniques bien identifiés par la personne diabétique qui doit alors consommer une collation adaptée pour éviter une aggravation de ses troubles. Les signes d'hypoglycémie sont très variables selon les diabétiques qui peuvent présenter des symptômes très différents les uns des autres, mais ils sont souvent les mêmes pour une personne donnée, ce qui facilite leur identification. À mesure que le diabète évolue, l'altération des nerfs induite par le diabète peut faire varier les symptômes initialement repérés par le patient. Il est donc important que celui-ci connaisse la palette des signes susceptibles d'évoquer une hypoglycémie :

- une faim impérieuse,
- des tremblements avec ou sans sueurs froides,
- des palpitations cardiaques,
- des maux de tête, une pâleur du visage,
- des flous visuels ou des difficultés d'accommodation avec des points brillants devant les yeux,
- une sensation d'ébriété avec ou sans confusion,
- une irritabilité allant parfois jusqu'à l'agressivité,
- une somnolence avec un ralentissement idéomoteur et des troubles de la parole,

- des nausées,
- des gestes non coordonnés, mal assurés,
- une brutale crise convulsive,
- une sensation de froid avec frisson,
- des fourmillements au bout des doigts.

Sans geste de resucrage un coma peut survenir rapidement.

Il arrive parfois que la rapidité de l'hypoglycémie fasse que le sujet diabétique ne puisse agir seul pour se resucrer. Ce besoin d'assistance d'une tierce personne définit l'hypoglycémie « sévère ». Le niveau glycémique de l'hypoglycémie sévère est variable selon les personnes, se situant pour les uns dès 0,45 g/l ou d'autres seulement vers 0,20 g/l !

Chez certaines personnes diabétiques depuis de nombreuses années, il se peut que les signes cliniques d'hypoglycémie ne soient plus du tout caractéristiques ou même, que leurs manifestations soient confondues avec celles de l'hyperglycémie. C'est pour cette raison qu'il est conseillé aux sujets diabétiques de systématiquement contrôler leur glycémie capillaire quand surviennent des troubles psychologiques ou physiques inexpliqués, afin qu'ils évitent, soit de se resucrer devant une interprétation d'hypoglycémie alors qu'ils sont en réalité à plus de 4 g/l, soit de ne rien prendre pensant qu'il s'agit d'une hyperglycémie, alors qu'ils sont en réalité à 0,40 g/l.

Au pire, lorsque le contrôle glycémique n'est pas possible, par défaut, il faut que le sujet diabétique prenne une collation systématiquement pour éviter un potentiel problème grave (une collation à 4 g/l, élèvera un peu la glycémie, sans trop de danger, alors qu'à 0,40 g/l elle peut éviter un coma).

— QUESTION N° 59 —

Le diabète peut-il provoquer de l'épilepsie ?

Le diabète et l'épilepsie sont deux maladies différentes qui peuvent bien sûr s'associer, mais qui n'ont pas de lien génétique ou de déterminisme commun.

Toutefois, le diabète peut être responsable de crises convulsives généralisées de type épileptique, lorsqu'une hypoglycémie sévère s'installe rapidement et c'est généralement ce lien de cause à effet qui provoque le trouble dans l'esprit des patients et/ou de leur famille.

Les neurones n'utilisent en effet que le glucose comme substrat énergétique dont ils sont très dépendants. Si la glycémie descend en deçà de 0,50 g/l, de petits signes de souffrance cérébrale s'installent (irritabilité, troubles de la concentration, difficultés d'élocution, incoordination motrice, sensation d'ébriété, troubles visuels...) qui doivent servir de signal d'alarme pour le patient et son entourage afin que des manœuvres de resucrage soient rapidement entreprises. Si ces symptômes annonciateurs de déficit sucré ne sont pas pris en compte ou si le patient diabétique n'a pas la possibilité de se resucrer rapidement, s'installent une confusion, puis une somnolence avec un ralentissement psycho-moteur et enfin un coma. Ce dernier est agité et souvent ponctué de crises convulsives.

L'apparition de ces signes neurologiques de déficit sucré est impressionnante pour l'entourage qui craint souvent un risque vital ou des séquelles pour le diabétique. Les données statistiques médicales sont heureusement bien rassurantes : les comas hypoglycémiques ne laissent aucune séquelle neurologique, n'engagent pas le pronostic vital, ne provoquent pas d'accidents vasculaires cérébraux ou cardiaques. Seules les personnes très âgées (plus de 80 ans) peuvent éventuellement présenter après un coma hypoglycémique prolongé et surtout trop souvent répété, quelques lésions cérébrales qui font que les exigences médicales sont beaucoup moins strictes en termes de glycémies que pour les sujets plus jeunes (par sécurité on considère que ces personnes âgées peuvent garder des glycémies autour de 1,40 à 1,60 g/l).

QUESTION N° 60

Quels sont les signes cliniques de l'hyperglycémie ?

Les signes cliniques d'une hyperglycémie sont beaucoup moins bruyants que ceux d'une hypoglycémie. Souvent, lorsque les glycémies s'élèvent progressivement sur plusieurs jours ou plusieurs semaines, le sujet diabétique n'éprouve aucun trouble alors que ses glycémies sont à plus de 3 g/l. La personne se sent alors parfaitement bien et peut même se plaindre de sensation d'hypoglycémie lorsque ses glycémies se normalisent vers 1 g/l, justifiant, pour lui, la prise d'une collation destinée à retrouver la plénitude de l'hyperglycémie ! C'est ce phénomène qui explique en partie les difficultés à rééquilibrer un patient diabétique qui supporte parfois mal la normalisation de ses glycémies.

Il existe toutefois quelques symptômes à connaître pour repérer l'installation d'une hyperglycémie dans le cadre d'une autosurveillance clinique :

- une fatigue chronique,
- une soif importante, régulière y compris la nuit,
- une miction abondante, fréquente y compris la nuit,
- des douleurs abdominales intermittentes,
- des crampes musculaires surtout dans les jambes,
- une anorexie ou une diminution de l'appétit,
- des troubles visuels (floue, vision de près difficile),
- des nausées avant les repas ou dans la journée,
- quelques vomissements accompagnant des douleurs abdominales.

Si aucun traitement n'est apporté dans ces circonstances cliniques, une acido-cétose peut s'installer en quelques jours conduisant le patient vers un coma pouvant être mortel.

QUESTION N°61

Que veut dire acido-cétose ?

L'acidocétose est une complication grave du diabète déséquilibré, qui survient surtout chez le diabétique de type 1 mais qui est parfois décrite chez le diabétique de type 2, après une période de quelques jours, voire de quelques heures en hyperglycémie. Elle se caractérise par la présence d'une hyperglycémie, d'une acidose sanguine (présence d'acides dans le sang) et d'une cétonurie (acétone dans les urines).

Cette complication métabolique est la conséquence d'une carence en insuline. En effet sans insuline, les tissus, ne pouvant utiliser le glucose sanguin, vont emprunter une autre voie et mobiliser des substrats stockés dans les graisses (par le biais de la lipolyse). C'est par cette voie annexe que seront produits les corps cétoniques à l'origine de l'acidose.

Les signes cliniques d'une acido-cétose sont une respiration difficile, ample, profonde, rapide (40 inspirations par minutes) et bruyante (appelée « dyspnée de Kussmaul »), associée à une déshydratation puis à une confusion. On retrouve parfois une hypothermie, une rougeur du visage et des douleurs abdominales pseudo-chirurgicales.

Sans traitement, un coma s'installe en 2 à 3 jours avec un important risque de décès si l'acidité sanguine est inférieure à 7 de pH.

— QUESTION N° 62 —

Je prends des comprimés et la notice parle de risque d'acidose lactique : qu'est-ce que cela veut dire ?

L'acidose lactique est une complication grave (50 % de mortalité) qui n'apparaît que chez les patients diabétiques de type 2, traités par de la metformine (Glucophage®, Stagid®, Glucinan®, metformine générique). Elle se caractérise par la présence d'acides dans le sang (acidose) et par un taux sanguin de lactates très élevé (supérieur à 7 millimoles par litre). Sa survenue, rare, est secondaire à un déficit en oxygénation sanguine qui est responsable de la production réactionnelle de lactate. Ces derniers s'accumulent alors dans le sang car la metformine bloque leur destruction hépatique.

Pour éviter cette complication, il suffit de ne pas proposer de metformine d'une part, aux patients qui ont une oxygénation sanguine déficiente ou qui sont susceptibles d'en présenter une et d'autre part, aux patients qui souffrent d'une altération fonctionnelle des organes d'épuration sanguine. On retiendra donc les contre-indications suivantes :

- une insuffisance cardiaque non contrôlée,
- une insuffisance respiratoire chronique sévère,
- un syndrome d'apnée du sommeil,
- une insuffisance hépatique,
- une insuffisance rénale,
- une greffe rénale, hépatique ou cardiaque.

Par ailleurs, la metformine doit être arrêtée avant une anesthésie générale et 48 heures avant un examen radiologique comportant une injection de produit de contraste iodé (urographie intraveineuse, scanner).

— QUESTION N° 63 —

Quels sont les signes d'un coma hyperosmolaire ?

Un coma hyperosmolaire se définit par une hyperglycémie très élevée (plus de 6 g/l) et une déshydratation importante (l'osmolarité sanguine est alors augmentée, expliquant le terme employé). Il s'agit d'une complication touchant essentiellement les sujets âgés, diabétiques de type 2. Ce coma survient généralement en raison d'une perte de la sensation de soif chez la personne âgée qui, de ce fait, ne peut pas compenser la déshydratation importante provoquée soit par un déséquilibre glycémique à l'origine de mictions osmotiques fréquentes et abondantes, soit par une chaleur ambiante trop élevée comme dans une chambre trop chauffée en hiver ou mal ventilée et mal rafraîchie en été.

Les signes cliniques sont difficiles à identifier au début, tant l'installation est progressive sur plusieurs semaines. On soulignera initialement, avant la phase comateuse, une importante sécheresse de la peau et de la bouche (on parle de langue « rôtie »), une fatigue intense, une miction très abondante. À ce stade, les prises de sang objectivent une insuffisance rénale progressive et une concentration sanguine élevée (osmolarité et natrémie augmentées). Puis surviennent une chute de la tension artérielle, des troubles de conscience et une confusion qui évolueront vers un coma agité. Le coma hyperosmolaire est de mauvais pronostic puisque la mortalité est voisine de 50 %.

— QUESTION N° 64 —

Qu'est-ce qu'une macroangiopathie ?

La macroangiopathie est une complication chronique du diabète déséquilibré, qui s'installe progressivement sur plusieurs années. Elle touche les gros vaisseaux sanguins et se caractérise par des lésions athérosclérotiques précoces, de localisations multiples et d'évolution plus grave et plus rapide que chez le non diabétique. Les plaques d'athérosclérose vont alors rigidifier les artères et graduellement en rétrécir le diamètre.

La macroangiopathie est à l'origine des pathologies suivantes :

- l'artérite des membres inférieurs,
- l'hypertension artérielle,
- l'atteinte coronarienne,
- l'insuffisance cardiaque.

— QUESTION N° 65 —

Qu'est-ce qu'une microangiopathie ?

La microangiopathie est une complication chronique spécifique du diabète déséquilibré. Elle touche les petits vaisseaux dont le diamètre est inférieur à 30 microns et se caractérise par un épaississement de la membrane vasculaire conduisant secondairement à des microthromboses des vaisseaux.

La microangiopathie est responsable de l'occlusion progressive des capillaires oculaires, rénaux et nerveux que les cliniciens désignent sous le terme de :

- rétinopathie diabétique,
- néphropathie diabétique,
- neuropathie diabétique.

— QUESTION N° 66 —

Que veut dire mal perforant plantaire ?

Le mal perforant plantaire est une complication du diabète déséquilibré, touchant le pied (orteils ou plante du pied) et provoqué par un traumatisme minime ou même par un simple frottement dans une chaussure. Il se caractérise par une ulcération, généralement indolore, initialement superficielle (comme un petit bout de peau arrachée) mais évoluant en profondeur jusqu'à découvrir les tendons et les os. À ce stade, le mal perforant est le plus souvent infecté et malgré les soins locaux, la solution thérapeutique ne peut éviter l'amputation partielle ou totale du pied.

Cette lésion du pied dont la cicatrisation est très difficile est la conséquence de plusieurs phénomènes :

- **une atteinte neuropathique** provoquant à la fois une perte de la sensation douloureuse et une sécheresse cutanée associée à des fissures de la peau,
- **une atteinte vasculaire** provoquant des thromboses des moyennes artères du pied et des sténoses des capillaires pulpaires des orteils,
- **une infection chronique torpide** telle qu'une mycose entre les orteils,
- **une agression mécanique locale** telle que des chaussures trop serrées ou au dessin trop compressif, des microtraumatismes sportifs, la marche pieds nus sur un

sol non entretenu (échardes de bois, punaises, aiguilles à coudre...), l'utilisation d'objets blessants pour des soins (râpes métalliques, ciseaux pointus ...).

Lors des soins prodigués à un patient diabétique souffrant d'un mal perforant plantaire, les cliniciens adoptent une classification simple qui permet de graduer l'importance des troubles observés :

> **Classe 1 :** atteinte superficielle,

> **Classe 2 :** ulcère profond non infecté,

> **Classe 3 :** infection des parties molles,

> **Classe 4 :** pied infecté grave avec cellulite,

> **Classe 5 :** gangrène.

— QUESTION N° 67 —

Quels sont les facteurs de risque cardiovasculaire ?

Le développement de maladies cardiovasculaires chez le diabétique dépend non seulement de l'équilibre glycémique global mais encore de facteurs médicaux et comportementaux associés, pouvant aggraver les lésions macroangiopathiques. Les grandes études épidémiologiques internationales (Framingham, Nurses' Health Study, MRFIT, PORT, United Kingdom Prospective Diabetes Study) ont ainsi permis d'identifier les principaux éléments suivants (cf. question N° 147) : un âge avancé ; le sexe masculin ; l'élévation du LDL-cholestérol (le « mauvais » cholestérol) ; la baisse du HDL-cholestérol (le « bon » cholestérol) ; une pression artérielle systolique élevée ; un tabagisme ; l'élévation de l'hémoglobine glyquée.

L'association de langue française pour l'étude du diabète et des maladies métaboliques a traduit ces données, en repères pratiques pour le clinicien :

- **L'âge.** Sont considérés à risque cardiovasculaire, les hommes de plus de 45 ans, les femmes de plus de 55 ans et les femmes ayant une ménopause précoce sans œstrogénothérapie substitutive.
- **Les antécédents familiaux de maladies coronaires précoces.** On retient surtout, un infarctus du myocarde ou une mort subite avant l'âge de 55 ans chez le père ou chez un parent du premier degré de sexe masculin ; ou avant 65 ans chez la mère ou chez un parent féminin du premier degré.
- **Les antécédents familiaux d'artériopathie,** quel que soit le siège.
- **Un tabagisme** en cours.

- **Une hypertension artérielle,** c'est-à-dire une tension artérielle supérieure ou égale à 140/90 mmHg.
- **Un taux de LDL-cholestérol supérieur** à 1,90 g/l (s'il n'existe pas d'autre facteur de risque) ou supérieur à 1,60 g/l (s'il existe un autre facteur de risque) ou supérieur à 1,30 g/l (si 2 facteurs de risques sont identifiés).
- **Un taux de HDL-cholestérol inférieur** à 0,35 g/l.
- **Un taux de triglycérides supérieur** à 2 g/l.
- **La présence d'une microalbuminurie.**

À noter que si le taux de HDL-cholestérol est supérieur ou égal à 0,60 g/l, on considère qu'il s'agit d'un facteur protecteur qui permet de soustraire un des autres facteurs de risque présent !

QUESTION N° 68

Quels sont les signes cliniques d'un accident vasculaire cérébral ?

Un accident vasculaire cérébral est une atteinte neurologique aiguë secondaire soit à un infarctus cérébral (environ 80 % des cas), soit à une hémorragie cérébrale (environ 20 % des cas). Les facteurs de risque de déclenchement d'un accident vasculaire cérébral sont : le tabagisme, l'hypercholestérolémie, l'hypertension artérielle, les troubles du rythme cardiaque, les anévrismes ventriculaires post-infarctus du myocarde.

Un accident vasculaire cérébral ischémique peut être transitoire (les symptômes ne durent que quelques minutes ou quelques heures) ou constitué (les symptômes persistent plusieurs mois ou de nombreuses années). Il est secondaire à la thrombose brutale (obstruction) d'une artère du cerveau, antérieurement saine ou souffrant déjà d'une sténose (rétrécissement) en raison d'une plaque d'athérosclérose. L'obstruction est due soit à un morceau de la plaque qui se détache lors d'un effort physique ou à un pic de tension artérielle, soit à un caillot sanguin d'origine cardiaque éjecté lors de la contraction myocardique (embolie). La symptomatologie clinique qui en résulte est alors très variée puisqu'elle dépend du territoire cérébral touché :

- paralysie complète touchant le bras et la jambe d'un même côté du corps (hémiplégie),

- paralysie de seulement l'un des membres,
- perte de la sensibilité d'un côté du corps,
- troubles de la parole,
- perte de la vision totale ou partielle,
- troubles de la déglutition,
- crise tonico-clonique isolée d'un bras,
- crise convulsive complète des quatre membres avec perte de connaissance,
- vertiges, tremblements, désorientation...

Tous ces symptômes peuvent être isolés ou associés.

Un accident vasculaire cérébral hémorragique est secondaire à une rupture d'une petite artère en raison d'un pic élevé d'hypertension, d'un trouble de la coagulation sanguine, d'un anévrisme fissuré ou d'une malformation vasculaire fragilisant la paroi. La symptomatologie clinique est souvent strictement identique à un accident vasculaire ischémique et seul le scanner cérébral fait alors la différence. Parfois, les symptômes sont plus évocateurs et l'on décrit de violents maux de tête, des vomissements, des troubles de la conscience. Une hémiplégie et un coma peuvent s'installer en quelques minutes, associés ou non à des troubles respiratoires.

Dans tous les cas et quels que soient les symptômes, un accident vasculaire cérébral nécessite une hospitalisation pour une prise en charge adaptée et des explorations complémentaires visant à en comprendre la cause.

— QUESTION N° 69 —

Quels sont les signes cliniques d'un infarctus du myocarde ?

L'infarctus du myocarde est un accident cardiaque provoqué par l'occlusion aiguë d'une des artères coronaires. Généralement il s'agit d'une thrombose apparaissant sur un vaisseau déjà rétréci par une plaque d'athérosclérose.

Les facteurs de risque de survenue d'un infarctus chez le diabétique sont : une hyperglycémie chronique, une hypertriglycéridémie chronique, une microalbuminurie élevée, une obésité, une sédentarité, une hypertension artérielle et un tabagisme. Plus ces facteurs sont nombreux et combinés, plus les risques sont importants. On considère que les infarctus du myocarde du diabétique sont plus graves que chez le non diabétique car ils sont plus fréquents et se compliquent plus souvent. Les statistiques montrent d'ailleurs que le risque de décès d'origine coronarienne est multiplié par 3,2 chez le diabétique par rapport au non diabétique.

La gravité et la symptomatologie clinique de l'infarctus sont fonction de l'importance du territoire détruit et des complications, notamment rythmiques, qui en découlent. On retient classiquement un ou plusieurs des signes cliniques suivants :

- une douleur thoracique spontanée ou après un effort physique ou un stress émotionnel,
- une oppression ou une pesanteur thoracique,
- une douleur dans le bras gauche, la mâchoire ou le cou,
- une difficulté respiratoire brutale avec anxiété et fatigue intense,
- des palpitations cardiaques irrégulières avec des malaises.

La difficulté du diagnostic d'infarctus du myocarde chez le diabétique provient du fait que ces signes caractéristiques sont inconstants. Ainsi, comme 30 % des infarctus du diabétique sont indolores, ils ne peuvent se manifester que par un brutal déséquilibre glycémique ou par des sueurs avec des nausées ou par de simples vertiges à l'effort... ou même n'avoir aucun signe et n'être diagnostiqués que lors d'un électrocardiogramme systématique quelques mois après l'accident.

Dans tous les cas, le diagnostic d'infarctus du myocarde impose une hospitalisation pour des explorations cardiovasculaires précises et un traitement adapté afin d'éviter des troubles du rythme secondaires (responsables de mort subite) ou une récidive plus grave, voire mortelle.

— QUESTION N° 70 —

Qu'est-ce qu'une neuropathie vésicale ?

Une vessie neurogène diabétique est une altération progressive des nerfs contrôlant la miction. Elle s'installe comme les autres atteintes nerveuses provoquées par le diabète, après plusieurs années de déséquilibre glycémique.

Au plan physiopathologique, il s'agit à la fois d'une thrombose des très petits vaisseaux vascularisant le nerf et d'un dépôt de sucres directement sur les gaines nerveuses. Cette double toxicité (anoxie et glucotoxicité) provoque une destruction du nerf et un dysfonctionnement de l'organe qu'il contrôle.

Cliniquement, la neuropathie vésicale se manifeste par des mictions moins fréquentes, un jet faible, une perte de la perception de l'urine dans la vessie et l'urètre, des incontinences ou des rétentions urinaires. Cette atonie vésicale est souvent la cause d'infections urinaires répétées.

QUESTION N° 71

Quels sont les risques pour le rein, quand on est diabétique ?

La microangiopathie (cf. question N°65) qui s'installe après un déséquilibre prolongé des glycémies est à l'origine d'une atteinte du glomérule rénal (cf. question N°25) qui peut se solder par une insuffisance rénale terminale (cf. question N°8). Cette altération du rein est désignée sous le terme de néphropathie diabétique.

Au plan physiopathologique, il s'agit d'une obstruction progressive des capillaires glomérulaires provoquant un déficit graduel en oxygène des tissus rénaux. Cette souffrance se traduit alors par une hypertrophie du glomérule et par un épaississement de la membrane basale glomérulaire. Cinq stades sont ainsi identifiés dans cette dégradation du rein :

- **Le stade 1 (néphropathie fonctionnelle)** est une simple anomalie de la filtration rénale.
- **Le stade 2 (néphropathie latente)** voit les premières lésions anatomiques du glomérule.
- **Le stade 3 (néphropathie lésionnelle)** est celui de la découverte d'une microalbuminurie (cf. question N°148).
- **Le stade 4 (néphropathie avérée)** est celui de la protéinurie persistante et de l'apparition d'une hypertension artérielle secondaire aux lésions vasculaires glomérulaires.
- **Le stade 5 (insuffisance rénale terminale)** correspond à la destruction fonctionnelle du rein qui doit être suppléé par des dialyses régulières.

Au plan clinique, il n'existe aucun symptôme particulier sauf à un stade tardif d'hypertension ou d'insuffisance rénale. C'est la raison pour laquelle sont intégrées dans la surveillance régulière du diabétique, des analyses urinaires et sanguines de dépistage précoce de la néphropathie diabétique (cf. question N°148).

QUESTION N° 72

Que veut dire neuropathie autonome cardiaque ?

La neuropathie autonome cardiaque est une atteinte des nerfs sympathiques et parasympathiques innervant le cœur. Elle apparaît comme les autres atteintes neurologiques viscérales, après plusieurs années de déséquilibre glycémique (dans 50 % des cas après quinze ans d'évolution de la maladie). Sur le plan physiopathologique, elle est la conséquence des mêmes mécanismes toxiques que pour les autres atteintes viscérales (cf. question N°70).

Cette altération nerveuse se traduit cliniquement par une hypotension artérielle orthostatique c'est-à-dire une baisse brutale de la pression artérielle au levé ou après une minute en position debout (atteinte du système sympathique) et/ou par une tachycardie c'est-à-dire par une accélération de la fréquence cardiaque au repos (atteinte du système parasympathique). Elle est donc responsable d'une perturbation de l'adaptabilité cardiaque à l'effort pouvant devenir invalidante pour le diabétique.

QUESTION N° 73

Y a-t-il des degrés dans l'atteinte de la rétine ?

La rétinopathie diabétique, complication fréquente du diabète déséquilibré, touche après 20 ans d'ancienneté, environ 60 % des diabétiques. Il s'agit d'une microangiopathie responsable d'une obstruction des capillaires rétiniens, provoquant un déficit d'oxygénation des tissus de l'œil. Cette anoxie occasionne alors une destruction progressive de la rétine que l'on classe en trois grands stades :

- **La rétinopathie débutante** qui se caractérise par des microanévrismes, des hémorragies ou un œdème rétinien. Elle ne provoque des troubles visuels que si elle est située dans la macula (cf. question 24).
- **La rétinopathie préproliférante** qui se manifeste par des exsudats lipidiques (nodules cotonneux), une ischémie et des hémorragies rétiniennes.
- **La rétinopathie proliférante** qui est une réparation spontanée du tissu rétinien survenant après une ischémie sévère ayant détruit une partie de la rétine. Les vaisseaux nouvellement fabriqués sont cependant plus fragiles et ils se fissurent plus souvent, engendrant des hémorragies dans le vitré (substance visqueuse

transparente remplissant le globe oculaire devant la rétine) ou des décollements de rétiniens pouvant conduire à la cécité.

Les manifestations cliniques de la rétinopathie sont variables et fonction de l'importance des lésions : baisse de l'acuité visuelle, flou visuel, perceptions visuelles anormales (brouillard, taches, « mouches volantes »), limitation brutale du champ visuel (signe d'un décollement de la rétine).

QUESTION N° 74

Qu'est-ce qu'une cataracte ?

La cataracte est une opacification progressive du cristallin responsable d'une altération de la vision qui devient trouble et s'obscurcit. Cette atteinte oculaire, habituellement décrite chez les sujets âgés (70 % des sujets de plus de 85 ans présentent une cataracte), peut survenir prématurément chez les personnes diabétiques lorsque leur glycémie est mal équilibrée.

La cataracte est due à une hyperglycémie chronique qui déborde les capacités du catabolisme du glucose dans le cristallin provoquant de ce fait une altération de la synthèse locale des protéines responsables de la transparence du milieu. Apparaissent alors de petits flocons blanchâtres intracristallins dont l'extension occasionne des troubles visuels invalidants.

DIFFÉRENTS ASPECTS DU CRISTALLIN

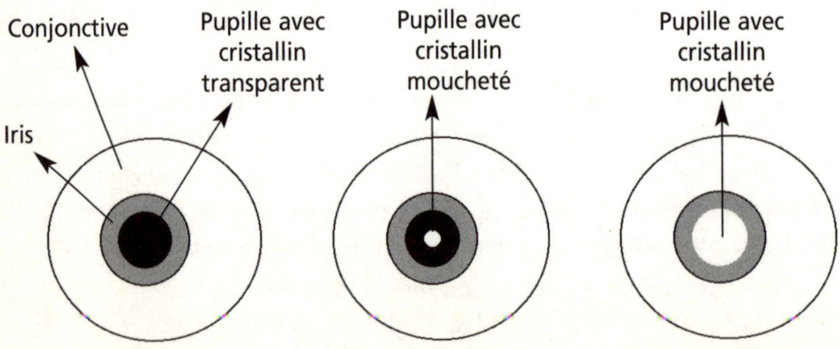

Œil vu de face : **normal**

Œil vu de face : **cataracte nucléaire**

Œil vu de face : **cataracte blanche totale**

Au plan clinique, les patients se plaignent d'éblouissement lors d'une trop forte luminosité, de voile dans ou devant les yeux, de moins bonne perception des couleurs qui deviennent plus ternes, de lecture parfois difficile.

— QUESTION N° 75 —

Qu'est-ce qu'un glaucome ?

Un glaucome est une affection de l'œil se manifestant par une hypertonie oculaire qui se traduit par une pression trop importante sur le nerf optique provoquant son écrasement et sa destruction progressive.

La pression oculaire normale, en dessous de 20 mm de mercure, est assurée par la circulation de l'humeur aqueuse sécrétée par les corps ciliaires (derrière l'iris) et résorbée par le canal de Schlemm (angle irido-cornéen). Cette dynamique interne de l'œil peut être perturbée soit lorsque la sécrétion est trop importante, soit lorsque l'évacuation est gênée ou impossible.

Le glaucome du diabétique est un glaucome secondaire à une atteinte vasculaire ou métabolique :

- **L'origine vasculaire,** la plus fréquente, est liée à la rétinopathie et à la néovascularisation accompagnatrice dont les micro-saignements dans l'iris (rubéose irienne) vont bloquer l'écoulement de l'humeur aqueuse par son canal naturel. Au plan clinique, ce glaucome se manifeste par des douleurs orbitaires aiguës et brutales accompagnées d'une perte de la vision, de brouillards visuels et/ou de perceptions de halos colorés. Les traitements font appel à des collyres associés, selon l'importance de la crise, à des perfusions intraveineuses. Une intervention chirurgicale (iridectomie basale) est généralement proposée ultérieurement.
- Mais il existe également chez le diabétique de plus de 40 ans, **des glaucomes chroniques dits « à angle ouvert »**, favorisés par le déséquilibre glycémique chronique qui provoque une élévation progressive du tonus oculaire par sclérose trabéculaire. Les manifestations cliniques de ce glaucome sont beaucoup moins spectaculaires que le glaucome néovasculaire et se limitent à une altération du champ visuel, des maux de tête chroniques ou une légère baisse de la vision. Souvent il est même asymptomatique, raison pour laquelle il est habituellement conseillé de le dépister par une mesure de la pression oculaire après 40 ans, chez tout diabétique. Le traitement est généralement médical par le biais de collyres et/ou de comprimés, mais il doit être pris à vie. Un traitement

par laser argon (trabéculoplastie) peut parfois être proposé mais ses effets sont inconstants et temporaires ; une intervention chirurgicale (trabéculectomie) est alors le traitement ultime en cas d'échec des deux précédents.

QUESTION N° 76

Qu'est-ce qu'un xanthome cutané ?

Le xanthome cutané est une variété de thésaurismose, qui désigne une accumulation de substances dans les tissus de l'organisme. Il s'agit d'une dermatose se manifestant par une petite tumeur bénigne cutanée renfermant un ester gras du cholestérol. Les xanthomes sont habituellement de couleur jaunâtre ou brunâtre et dessinent de petites taches ou de petits nodules sous la peau. Leur siège se situe habituellement sur les fesses, le tronc, les extrémités et la face d'extension des coudes et genoux.

La présence de xanthome ne signe pas obligatoirement des troubles lipidiques sanguins associés :

- Certains sujets ont des paramètres sanguins strictement normaux.
- Certains présentent une hypertriglycéridémie et dans ce cas, les xanthomes peuvent disparaître lorsque l'hypertriglycéridémie est contrôlée.
- Certains ont une hypercholestérolémie importante, ce qui dans ce cas, signe généralement une atteinte génétique du métabolisme des lipides, associée au diabète, qu'il faudra explorer pour elle-même.

QUESTION N° 77

Quels sont les signes d'une pyélonéphrite ?

Une pyélonéphrite est une infection du rein. Elle survient généralement après une infection urinaire basse passée inaperçue donc non traitée.

Les signes cliniques de la pyélonéphrite associent généralement une forte fièvre (39° - 40 °) et des douleurs abdominales ou lombaires. Au stade initial le diabétique présente parfois des signes fugaces de cystite (infection urinaire basse) comme des brûlures mictionnelles et des mictions fréquentes, mais il est fréquent qu'aucun symptôme précurseur ne précède la fièvre qui est donc vécue comme brutale. Les pyélonéphrites sont fréquentes chez les diabétiques (l'urine chaude et sucrée du diabétique déséquilibré est un excellent milieu de culture pour les germes) et notamment chez les femmes (dont le méat urinaire est plus accessible aux germes pelviens comme Echérichia coli).

Un traitement antibiotique est absolument nécessaire pour éviter les complications rénales et/ou septicémiques.

QUESTION N° 78

Je n'étais pas diabétique, mais on vient de me découvrir un diabète depuis que je suis enceinte : quels sont les risques pour moi et mon enfant ?

Le diabète qui apparaît pendant une grossesse s'appelle le diabète gestationnel. Il est assez fréquent en France puisque l'on estime sa prévalence à 6,1 %. N'importe quelle femme ne fait pas un diabète gestationnel : ce n'est donc pas la grossesse qui est responsable de l'installation du diabète, elle ne fait que révéler un terrain prédisposé (cf. question N°38).

C'est l'augmentation progressive et régulière des hormones (œstradiol, progestérone, hormone lacto-placentaire) nécessaires au bon développement utérin et à la future lactation, qui est responsable d'une insulinorésistance croissante. Cette dernière est normalement compensée par une élévation de l'insulinosécrétion pour maintenir la glycémie normale, mais chez les femmes présentant une déficience pancréatique préalable, ce surcroît de travail se fait mal et la glycémie monte.

Après l'accouchement, le diabète gestationnel disparaît généralement avec la normalisation des taux sanguins hormonaux. Toutefois, il arrive que chez certaines jeunes femmes, le diabète demeure ou réapparaisse quelques mois plus tard, expliquant la surveillance glycémique proposée habituellement dans les trois mois suivant l'accouchement.

Lorsque le diabète est bien suivi et les glycémies bien équilibrées, il n'y a pas plus de risque médical pour la femme ou le bébé que dans la population générale. Mais il n'y en a pas moins, car bien entendu, il n'existe pas de risque « zéro » en médecine et même si le diabète est bien contrôlé, des complications peuvent s'installer comme chez toute femme enceinte. Habituellement on considère que les risques pour la femme et pour l'enfant lors d'un diabète gestationnel, sont moindres que dans le cas d'une grossesse chez une diabétique (cf. question N°79). On retiendra toutefois les complications potentielles suivantes :

- **Pour le bébé :** une macrosomie (c'est-à-dire un bébé de plus de 4 Kg à la naissance), avec des difficultés à l'accouchement tels que des problèmes de passage des épaules dans la filière génitale, une fracture de la clavicule, une paralysie du plexus brachial. Après la section du cordon ombilical, un risque d'hypoglycémie grave ou d'hypocalcémie.
- **Pour la femme :** une hypertension artérielle, des infections rénales, des hypoglycémies notamment après l'accouchement.

QUESTION N° 79

Je suis diabétique et je souhaite une grossesse : que faire pour ne pas prendre de risque ?

Une grossesse chez une femme diabétique est considérée par le corps médical comme une grossesse à risque tant pour la femme que pour l'enfant au regard des complications pouvant survenir. Il est donc très important de maintenir les glycémies le plus proche possible de la normale et le plus stable possible. C'est à ce prix que les principales complications seront évitées. Les risques identifiés à l'occasion de la grossesse chez une diabétique sont supérieurs à ceux reconnus pendant un diabète gestationnel et peuvent être résumés comme suit :

> **Pour la mère :**

- hypoglycémies au premier trimestre,
- acidocétose au troisième trimestre,
- aggravation des atteintes rétiniennes avec hémorragies lors de fortes variabilités des glycémies,
- forte élévation de la tension artérielle (appelée « toxémie gravidique ») pouvant être dangereuse pour l'enfant ou pour la femme (qui peut présenter des convulsions appelées « crises d'éclampsie »).

> **Pour le fœtus :**

- avortement spontané si les glycémies sont très élevées dès le début de la conception,

- graves malformations cardiovasculaires, neurologiques ou osseuses si les glycémies sont très déséquilibrées pendant les huit premières semaines de grossesse,
- macrosomie avec atteinte cardiaque et complications à l'accouchement si les glycémies sont très déséquilibrées durant le deuxième et le troisième trimestre de grossesse,
- prématurité,
- détresse respiratoire à la naissance,
- hypoglycémie grave à la naissance,
- mort fœtale *in utero* lors d'une acido-cétose grave ou d'une crise d'éclampsie chez la mère.

Compte tenu de ces risques, la plupart des grossesses sont « programmées » par les médecins et leurs patientes. L'objectif est d'obtenir une glycémie normalisée au moins trois mois avant la date prévue de la conception afin que le fœtus se développe dans un environnement non toxique. Par la suite, l'équilibre glycémique est généralement assuré par une augmentation du nombre d'injections d'insuline par jour et par leur répartition régulière dans la journée (4 à 5 fois par jour). Chez les femmes diabétiques de type 2, les comprimés sont obligatoirement supprimés et remplacés par de l'insuline. Les objectifs glycémiques sont de 0,95 g/l à jeun,1,40 g/l 1 heure après un repas et 1,20 g/l 2 heures après un repas. Les contrôles glycémiques se font en général six fois par jour (à jeun et après les repas) et la date de l'accouchement est très souvent programmée avec l'obstétricien afin qu'il se déroule dans les meilleures conditions.

QUESTION N° 80

Quelles sont les principales lésions dentaires provoquées par le diabète déséquilibré ?

La muqueuse de la cavité buccale, chaude et humide, associée à une salive sucrée par le déséquilibre des glycémies sont des conditions propices au développement de surinfections dentaires et gingivales. On constate donc très souvent chez les sujets diabétiques des lésions bucco-dentaires qui sont d'autant plus dangereuses que d'une part, elles sont parfois asymptomatiques et évoluent en conséquence vers des complications plus importantes et que d'autre part, elles provoquent des déséquilibres glycémiques secondaires qui auto-aggravent les lésions elles-mêmes.

Les lésions bucco-dentaires les plus fréquemment constatées sont les suivantes :

- **Une gingivite** qui est une inflammation de la gencive par des dépôts de bactéries au niveau du collet de la dent (c'est la « plaque dentaire »). La gencive devient rouge, gonflée et brillante. Elle saigne au moindre contact.
- **Une parodontite** qui est une inflammation en profondeur de la gencive et de l'os soutenant la dent. Les germes prolifèrent le long de la racine dentaire : c'est une complication de la gingivite non soignée.
- **Une carie dentaire** qui est une destruction de l'émail de la dent par la plaque dentaire. Cette infection peut ensuite gagner l'ivoire puis la pulpe et conduire à une altération osseuse en regard des racines, le granulome.

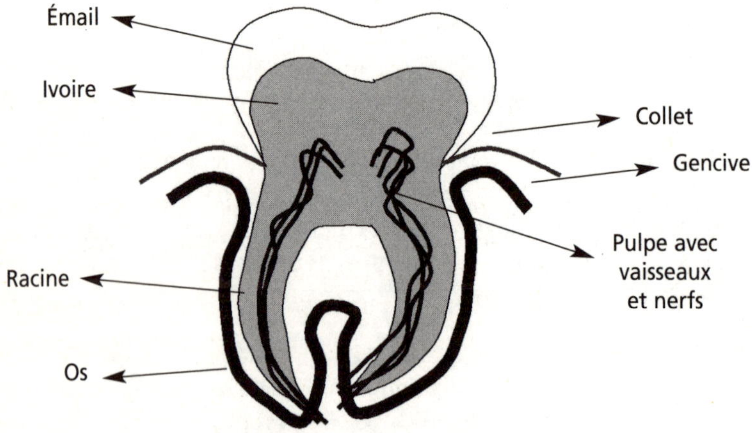

SCHÉMA SIMPLIFIÉ D'UNE DENT

VIII - L'alimentation

QUESTION N° 81

Comment définir un régime diabétique ?

Aujourd'hui, on ne parle plus de régime alimentaire en diabétologie, mais plutôt de rééquilibration alimentaire. Qu'il s'agisse du diabétique de type 1 ou du diabétique de type 2, la problématique de l'alimentation équilibrée reste la même, tout comme elle concerne également la population générale, tant les nutritionnistes considèrent aujourd'hui que ce concept doit englober le comportement de tous.

« Équilibrer son alimentation » signifie « veiller à ce que l'apport et la répartition caloriques soient adaptés chaque jour aux besoins physiologiques. Pour ce faire, on considère que l'apport calorique quotidien doit se situer entre 1800 Kcal et 2500 Kcal, quantité variant selon l'âge, le sexe, l'état physiologique (grossesse par exemple) et l'activité physique quotidienne. Sur cette base, la distribution en nutriments doit être la suivante :

- 15 % de l'apport calorique, sous forme de protéines (cf. question N°89),
- 30 % de l'apport calorique, sous forme de graisses (cf. question N°88),
- 50 à 55 % de l'apport calorique, sous forme de sucres (cf. question N°82).

L'Association de Langue Française pour l'Étude du Diabète et des Maladies Métaboliques (ALFEDIAM) distingue quatre objectifs à cette équilibration alimentaire :

- assurer un apport nutritionnel équilibré et adapté à chaque cas,
- éviter ou minimiser les fluctuations glycémiques,

- participer au contrôle des facteurs de risque,
- aider à réduire l'évolution des complications micro et macrovasculaires.

QUESTION N° 82

Quelles sont les équivalences alimentaires en glucides ?

Le terme de glucides désigne tous les sucres, qu'il s'agisse des aliments au goût sucré (pâtisseries, boissons sucrées, fruits...) ou de ceux qui n'en ont pas la saveur mais qui en contiennent (pâtes alimentaires, pain, légumes secs, céréales...).

Pour couvrir les besoins énergétiques du corps, il faut apporter au minimum 140 g de glucides par jour (un gramme de glucide équivaut à 4 Kilocalories) mais on considère que l'apport calorique journalier total pour un diabétique doit être assuré pour 55 % par des glucides. Ceci se traduit en pratique, par un apport entre 180 et 200 g de glucides par jour répartis en au moins 3 repas : 30 à 40 g de glucides au petit-déjeuner, 70 à 80 g de glucides au déjeuner, 70 à 80 g de glucides au dîner.

Le tableau ci-après donne quelques équivalences alimentaires : chaque aliment cité dans les colonnes apporte 20 grammes de glucides.

2 cuillerées à soupe de purée	4 cuillerées à soupe de pâtes cuites	4 cuillerées à soupe de riz cuit
15 frites	15 raviolis	1/4 de pizza surgelée
1/6 de baguette	3 biscottes	1 croissant
1 pomme	1 poire	1 pêche
1 orange	3 clémentines	20 cerises
2 madeleines	4 petits beurre	1 yaourt aux fruits

QUESTION N° 83

Qu'est-ce que l'amidon ?

Les amidons sont des glucides complexes (des polysaccharides) formés d'amylose et d'amylopectine en proportions variables selon les aliments. Ils représentent la principale forme de réserve énergétique des végétaux et sont formés de granules partiellement cristallisés.

La cuisson à l'eau des amidons génère une gélatinisation qui facilite l'action des enzymes digestives (les amylases) donc la digestibilité de ces aliments. Mais une partie des amidons ingérés n'est pas absorbée par l'intestin grêle : ce sont les amidons résistants. On en distingue quatre formes qui sont retrouvées dans les pommes de terre, les légumes, la banane, le maïs, les pâtes alimentaires, la croûte de pain, les biscuits sablés.

Les amidons sont dégradés par les enzymes digestives en glucose (par les alpha-glucosidases puis les maltases) qui sera ensuite absorbé par l'intestin grêle. Le tableau ci-après donne quelques exemples de teneur en amidons pour 100 grammes d'aliments.

Aliments	Protéines (en grammes)	Amidons (en grammes)
Riz	6,4	80,1
Maïs	8,7	71
Blé	12,7	61,8
Lentilles brunes	23,8	50,8
Pois chiches	21,3	43,8
Haricots blancs ou rouges	21,4	42,7
Pomme de terre	2,1	16,6
Arachide	25,6	6,3
Banane	1,2	2,3

— QUESTION N° 84 —

Que veut dire index glycémique ?

L'index glycémique, proposé par le docteur Jenkins en 1981, est une façon, de percevoir les aliments, différente de celle habituellement utilisée. Cet index évalue en effet, le pouvoir hyperglycémiant des aliments lors de leur consommation et ne tient plus compte, pour leurs analyses, de leur composition théorique en glucides. Il permet donc de classer les aliments selon leurs résultats directs sur la glycémie.

On définit l'index glycémique comme « l'aire sous la courbe de la réponse glycémique après ingestion d'un aliment glucidique à tester, exprimé en pour-cent de l'aire sous la courbe de la réponse glycémique après ingestion d'une quantité équivalente de glucose » (généralement 50 grammes), les calculs étant effectués sur les 3 heures suivant l'ingestion de l'aliment.

INDEX GLYCÉMIQUE D'UN ALIMENT TESTÉ, PAR RAPPORT À UN ALIMENT DE RÉFÉRENCE

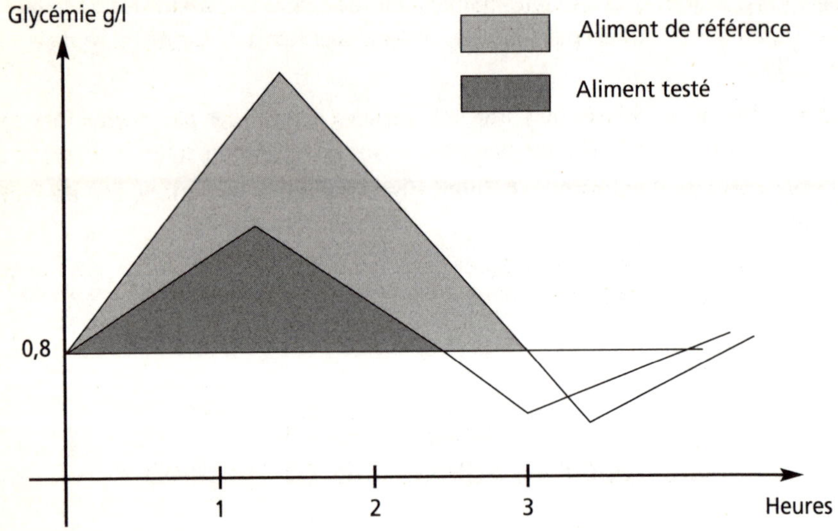

Cet index compare donc la glycémie résultant de l'ingestion d'un aliment à celle provoquée par l'absorption de glucose. Par convention, l'index glycémique du glucose est de 100 %. Le tableau ci-après donne à titre d'exemple, quelques index glycémiques d'aliments variés.

Aliments	Index glycémique	Aliments	Index glycémique
Glucose	100 %	Petits pois	50 %
Miel	90 %	Banane	50 %
Carotte	90 %	Orange	40 %
Purée	80 %	Pomme	30 %
Frites	75 %	Yaourt	36 %
Pain	70 %	Pâtes	30 %
Riz	70 %	Lentilles	30 %
Chips	60 %	Cerise	20 %
Betterave	60%	Soja	15 %

L'index glycémique d'un aliment dépend de sa contenance en amidon, de son degré de maturation (comme le mûrissement des fruits) et du mode de préparation culinaire (température ou cuisson). Toute modification de la structure de l'amidon alimentaire conditionne sa digestibilité donc son effet hyperglycémiant : plus la digestibilité est facilitée et rapide, plus l'index glycémique devient important. Par exemple :

- **Les flocons lyophilisés de purée** ont un index glycémique plus élevé (donc sont plus hyperglycémiants) que des pommes de terre entières cuites à la vapeur.
- **Les pâtes bien cuites** ont un index glycémique plus important que des pâtes peu cuites.
- **Les fibres de la pomme** abaissent son index glycémique (39 %) alors que la pauvreté en fibres de la banane la rend plus hyperglycémiante (64 %).

QUESTION N° 85

Que veut dire édulcorants de synthèse ?

Les édulcorants de synthèse permettent de donner un goût sucré à certains aliments sans apporter de calories susceptibles de déséquilibrer les glycémies d'un patient diabétique. Il remplace donc, au moins en partie, le sucre alimentaire habituellement utilisé dans les pâtisseries et que l'on appelle « le saccharose ».

Ces substances synthétiques ou semi-synthétiques ont un pouvoir sucrant très supérieur au sucre, conduisant à les appeler aussi « édulcorants intenses ». On distingue en pratique culinaire :

- **La saccharine (E 954)** qui possède un pouvoir sucrant de 300 à 400 fois celui du sucre et que l'on trouve dans les gâteaux, les boissons à base d'extraits végétaux, les jus de fruits et les pastilles sucrantes pour les boissons chaudes ou froides. Stable à la cuisson, sa dose journalière admissible est de 2,5 mg/kg.
- **L'aspartam (E 951),** qui possède un pouvoir sucrant de 200 à 400 fois celui du sucre et que l'on trouve dans les boissons, les gommes à mâcher, les crèmes-desserts, les flans, les sorbets, les confiseries et la chocolaterie. Dégradée par la chaleur, sa dose journalière admissible est de 40 mg/kg.
- **L'acésulfam de potassium (E 950),** dont le pouvoir sucrant est de 150 fois celui du sucre et qui est retrouvé dans les boissons et les gommes à mâcher. Stable à la cuisson, sa dose journalière admissible est de 9 mg/kg.

- Les cyclamates de sodium dont le pouvoir sucrant est de 30 fois celui du sucre. Ils ne sont pas retrouvés dans les aliments en France et ne sont proposés qu'en pharmacie comme édulcorants de table. Ils sont stables à la cuisson.
- Le sucralose dont le pouvoir sucrant est de 600 fois celui du sucre.

Les avantages de ces édulcorants proviennent du fait qu'ils n'apportent aucune calorie et qu'ils ne sont pas cariogènes. Par contre, on soulignera comme inconvénients le fait que l'aspartame contenant de la phénylalanine, est contre-indiqué en cas de phénylcétonurie et que l'acésulfam de potassium et la saccharine possèdent un arrière-goût amer.

Les conditions d'utilisation de ces édulcorants dans l'alimentation sont énoncées dans les articles 4-3 et 4-4 des arrêtés du 4 juillet 1987 et du 1er mars 1988.

— QUESTION N° 86 —

Que veut dire édulcorants de charge ?

Les édulcorants de charge sont une autre forme d'édulcorant que l'on appelle aussi des « polyols ». Leur pouvoir sucrant est inférieur à celui du saccharose mais leur apport énergétique est de 2,4 Kilocalories par gramme donc bien supérieur à celui des édulcorants de synthèse et inférieur à celui du saccharose (4 Kcal par gramme). On distingue 5 types de polyols utilisés en alimentation :

- **Le sorbitol (E 420),** dont le pouvoir sucrant est de 0,6 fois celui du sucre et qui est absorbé lentement par le tube digestif. Il est transformé par le foie en fructose.
- **Le xylitol (E 967),** dont le pouvoir sucrant est le même que le sucre et qui est absorbé très lentement par le tube digestif. Il est transformé par le foie en glucose.
- **Le maltitol (E 966),** dont le pouvoir sucrant est le même que le sucre et qui n'est absorbé que pour 10 % par le tube digestif. À forte dose (30 grammes), il peut provoquer des diarrhées.
- **Le mannitol (E 421)** dont le pouvoir sucrant est de 0,6 fois celui du sucre.
- **Le lycassin** dont le pouvoir sucrant est de 0,75 fois celui du sucre.

Le polydextrose (E 1200) est aussi un polyol qui comprend 9 molécules de glucose pour 1 molécule de fructose. Très peu absorbé (20 % seulement), il est de ce fait souvent utilisé comme un agent texturant en biscuiterie.

L'avantage de ces édulcorants provient de leur faible absorption digestive, qui est incomplète et plus lente que le saccharose, pour un pouvoir sucrant identique. Leur ingestion fait donc moins monter la glycémie. Ils sont par ailleurs plus faciles à utiliser que les édulcorants de synthèse dans les préparations culinaires, ne sont pas modifiés par la cuisson et ils ne laissent pas d'arrière-goût après leur ingestion.

Les inconvénients de ces produits sont les flatulences et les diarrhées possibles au-delà de 30 grammes par jour et leur apport calorique de 2,4 Kcal/g.

Les conditions d'utilisation de ces édulcorants dans l'alimentation sont énoncées dans l'arrêté du 27 juillet 1977 et dans l'article 4-1 des arrêtés du 4 août 1986.

QUESTION N° 87

Peut-on manger des fruits lorsque l'on est diabétique ?

Non seulement les diabétiques peuvent manger des fruits, mais encore il leur est conseillé d'en manger quotidiennement ! Le ministère de la santé (par le biais du plan national nutrition et santé) et l'agence française de sécurité sanitaire des aliments, (par le biais de la publication des apports nutritionnels conseillés) conseillent une consommation d'au moins deux fruits par jour pour un total d'au moins 5 fruits et légumes par jour.

Les fruits sont, en effet, des aliments peu caloriques apportant certes du fructose (qui est le sucre des fruits dont la valeur calorique est de 4 Kcal/g) mais aussi de l'eau, des fibres (cf. question N° 90), des minéraux (potassium, calcium, magnésium, sélénium) et surtout des vitamines, notamment des vitamines hydrosolubles (B et C) qui ne sont pas stockables par l'organisme. La fonction physiologique des différentes vitamines des fruits peut être résumée comme suit :

- **La vitamine A ou caroténoïde** possède un rôle dans la vision (surtout nocturne), le développement de l'embryon, le renouvellement des tissus (peau) et la maturité du système immunitaire.
- **La vitamine B1 ou thiamine** est bénéfique pour la transmission de l'influx nerveux et impliqué dans le métabolisme des glucides.
- **La vitamine B5 ou acide panthoténique** intervient dans le métabolisme des lipides, glucides et protides. Elle est bénéfique pour la peau, les cheveux et les muqueuses.
- **La vitamine B6 ou pyridoxine** est impliquée dans le métabolisme des protéines,

dans la synthèse des neurotransmetteurs, dans la libération du glucose à partir du glycogène et dans la fabrication du globule rouge.

- **La vitamine B8 ou biotine** est impliquée dans le métabolisme des protéines, des glucides et des lipides.
- **La vitamine B9 ou acide folique** est impliquée dans le métabolisme de protéines, dans la fabrication du matériel génétique et dans la synthèse de médiateurs chimiques du cerveau et des nerfs. L'apport en acide folique protège contre les maladies cardiovasculaires et les anomalies du développement du fœtus chez la femme enceinte.
- **La vitamine C ou acide ascorbique** intervient dans la défense immunitaire, la protection de la paroi des vaisseaux sanguins, l'assimilation du fer et la cicatrisation. Cette vitamine est fragile car elle est sensible à l'eau, à la chaleur, à l'air et à la lumière qui peuvent la dénaturer. Il faut donc préférer manger les fruits crus plutôt que cuits, pour la préserver.
- **La vitamine E** est un antioxydant qui agit au niveau des membranes cellulaires.
- **La vitamine K** joue un rôle important dans la coagulation sanguine et la fixation du calcium sur l'os.

Le tableau ci-après donne à titre d'exemple, les fruits qui contiennent les plus grandes quantités de ces différentes vitamines.

Vitamines	Aliments contenant la vitamine : classement par ordre décroissant de gauche à droite				
VITAMINE A	carotte	abricot	mangue	melon	papaye
VITAMINE B1	noix	pistache	noisette	raisin sec	noix de cajou
VITAMINE B5	noix de cajou	noix	noisette	pistache	raisin sec
VITAMINE B6	noix	noisette	banane	raisin sec	
VITAMINE B8	noisette	amande	noix	noix de cajou	
VITAMINE B9	melon	kiwi	fruits rouges	pomme	raisin
VITAMINE C	cassis	kiwi	fraise	litchi	orange
VITAMINE E	noisette	amande	noix du Brésil	pistache	abricot sec
VITAMINE K	reine-claude	pomme	myrtille	date	figue

Les fruits apportant également des glucides, il convient d'intégrer leur apport calorique dans le calcul de la quantité énergétique journalière absorbée. Habituellement, il est préconisé de consommer les fruits en dessert, après les repas, afin de tamponner par le bol alimentaire encore dans l'estomac, la montée glycémique qu'ils pourraient induire. Toutefois, une pomme peut être consommée à jeun, en collation à 10 heures ou 16 heures, compte tenu de sa richesse en fibre, qui retarde la montée glycémique (index glycémique bas à 30 %).

Le tableau ci-après donne quelques équivalences caloriques entre différents fruits (ils apportent tous 20 grammes de glucides, soit 80 Kcal).

1 pomme	1 poire	1 pêche
100 g de groseilles	200 g de fraises	100 g de raisins (15 grains)
1/2 banane	100 g d'ananas	4 abricots
1 pamplemousse	1 mangue	1 petit melon
100 g de coing	400 g de rhubarbe	3 dattes
1 orange	3 clémentines	20 cerises

QUESTION N° 88

Quelles sont les équivalences alimentaires en lipides ?

Le terme de lipide désigne les graisses alimentaires dont on retrouve la présence dans pratiquement tous les aliments, qu'il s'agisse du beurre, de l'huile, des viandes animales, des charcuteries ou des pâtisseries. Un gramme de lipide vaut 9 Kilocalories. Parmi ces graisses, on identifie les acides gras saturés et des acides gras polyinsaturés qui sont préférentiellement retrouvés dans les aliments d'origine animale et les acides gras monoinsaturés, issus le plus souvent des aliments d'origine végétale (cf. question N° 147).

On considère que l'apport calorique journalier total pour un diabétique doit être assuré pour 30 % par des lipides avec une part égale entre les graisses monoinsaturées, polyinsaturées et saturées. Le tableau ci-après donne quelques équivalences alimentaires : chaque aliment cité dans les colonnes apporte 10 grammes de lipides.

10 g de beurre	4 tranches de saucisson sec	1/8 de camembert
1 c à soupe d'huile	10 olives	1 poignée de chips
1 côtelette de porc	1/2 tranche de gigot	2/3 d'une entrecôte grillée
4 tranches de jambon	8 escalopes de dinde	10 filets de poisson
1 barre de chocolat au lait	2 desserts lactés	2 boules de glace

QUESTION N° 89

Quelles sont les équivalences alimentaires en protides ?

Le terme de protide désigne les protéines alimentaires, qu'elles soient végétales, ou animales. Les protéines végétales sont aussi bonnes que les protéines animales, mais leur concentration dans les aliments est moins importante et il manque aux végétaux certains acides aminés essentiels (tryptophane, lysine, méthionine) qui rend nécessaire de temps à autre, la consommation de lait ou d'œufs.

On trouve des protéines d'une part, dans la farine de blé, les haricots, les lentilles et d'autre part, dans les viandes rouges, les viandes blanches, les poissons, les œufs, les fromages et les laitages.

On considère que l'apport calorique journalier total pour un diabétique doit être assuré pour 12 et 15 % par des protides, dont un gramme vaut 4 Kilocalories. Le tableau ci-après donne la contenance en grammes de protides pour 100 grammes d'aliments.

Quantité de protéines :	Apportées par 100 grammes de :
30 à 35 g	> lait en poudre > morue salée > bœuf braisé / escalope de veau
30 g	> comté / emmental > thon à l'huile > dinde rôtie / porc rôti
25 g	> gouda / fromage de chèvre sec > thon au naturel / bigorneaux cuits > entrecôte / poulet rôti
20 à 25 g	> camembert / cantal > truite au four / saumon fumé > foie de veau cuit / jambon cuit
18 à 20 g	> brie / roquefort > moules cuites / limande vapeur > andouille / salami
15 à 18 g	> feta / fromages frais > maquereau / hareng > jaune d'œuf / terrine / tripes
13 à 15 g	> œufs de lump > rillettes / mortadelle > boudin noir

Quantité de protéines :	Apportées par 100 grammes de :
10 G	> pain > lentilles > haricots blancs
MOINS DE 5 G	> yoghourt > spaghetti / riz blanc > carotte

— QUESTION N° 90 —

À quoi servent les fibres ?

Les fibres alimentaires sont les constituants glucidiques des végétaux, non digérés par les enzymes de l'intestin grêle. Il s'agit de polysaccharides de structure des parois cellulaires des végétaux et de polysaccharides cytoplasmiques résistants à la digestion enzymatique (cf. question N°83) :

- **Les fibres de structures** sont la cellulose, les hémicelluloses et les substances pectiques. Elles forment la paroi et la charpente du végétal. On les trouve dans les fruits, les légumineuses, les féculents et les céréales.
- **Les fibres cytoplasmiques** sont les amidons non digérés par l'intestin grêle.
- **Les agents de texture de synthèse** utilisés par les industriels comme additifs alimentaires sont actuellement aussi considérés comme des fibres. Il s'agit des alginanes (E400 à E 405), des carraghénanes (E407), de la farine de caroube (E410), de la farine de guar (E412), de la gomme adragante (E413), de la gomme arabique (E 414), de la gomme xanthne (E415), des pectines (E 440), des celluloses modifiées (E460 à E465) et des amidons modifiés (E 470 à E 477).

Les fibres alimentaires ont des effets digestifs et des effets métaboliques :

- **Les effets digestifs** sont un ralentissement de la vidange de l'estomac grâce à une augmentation de la viscosité du bol alimentaire, une diminution de l'absorption intestinale des glucides et une accélération du transit intestinal par l'augmentation du poids des matières fécales. On leur reconnaît également un effet protecteur contre les cancers coliques et une action limitatrice sur l'appétit en augmentant la sensation de satiété.
- **Les effets métaboliques** sont la diminution de la glycémie post-prandiale et la réduction du taux sanguin du cholestérol total.

L'apport préconisé en fibres est de 20 à 30 grammes quotidiens.

— QUESTION N° 91 —

Peut-on boire de l'alcool quand on est diabétique?

La prise modérée d'alcool est autorisée aux diabétiques, mais il faut que cet apport calorique supplémentaire soit pris en compte dans leur comptabilisation énergétique globale quotidienne (1 gramme d'alcool apporte 7 Kcal). Par consommation modérée, on entend au maximum 2 verres de vin par jour, à prendre pendant les repas.

L'alcool peut être en effet responsable chez le diabétique, aussi bien d'hypoglycémies que d'hyperglycémies :

- **Par son puissant effet inhibiteur de la néoglucogenèse (cf. question N°21),** l'alcool pris à jeun ou consommé en excès (soit 4 à 5 verres par jour pour un diabétique) provoque de ce fait des hypoglycémies. Par ailleurs, il potentialise l'effet hypoglycémiant des sulfamides et de l'insuline et augmente donc le risque d'apparition de malaises. Enfin, il perturbe la perception de l'hypoglycémie car il masque certains signes d'alerte. Au plan lipidique, l'alcool favorise l'augmentation du taux sanguin de triglycérides, tels que les VLDL (cf. question N°147), qui sont néfastes au plan cardiovasculaire. Sur les autres complications du diabète, l'alcool aggrave les risques de neuropathies, d'hypertension artérielle et de troubles gastriques.
- **Par sa contenance en glucide,** l'alcool peut également être responsable d'une hyperglycémie post-prandiale et il faut donc tenir compte autant de sa valeur glucidique que de sa valeur calorique.

Au plan purement métabolique, l'alcool est oxydé au niveau du foie, produisant de l'acétaldéhyde et du NADH2 qui sont à l'origine de la production de lactates (cf. question N°62) et de corps cétonique (cf. question N°61), tous deux potentiellement dangereux.

Les deux tableaux suivants donnent des équivalences approximatives en termes de glucides et d'apports caloriques pour différents vins en fonction de la quantité usuelle de consommation.

Nature de l'alcool	Quantité d'alcool (%)	Glucide (pour 1 verre)	Valeur énergétique (pour 1 verre)
WHISKY, VODKA	45 %	5 cl : 0 g	5 cl : 125 Kcal
BIÈRE	3 à 4%	25 cl : 10 g	25 cl : 150 Kcal
MARINI, CINZANO	14 %	5 cl : 8 g	5 cl : 70 Kcal

Type de vins	Quantité d'alcool (%)	Glucide (pour 1 verre de 20 cl)	Valeur énergétique (pour 1 verre de 20 cl)
VINS DOUX (MUSCAT, BANYULS)	17 %	14 g	300 Kcal
BLANCS LIQUOREUX (SAUTERNES MONBAZILLAC...)	13 %	3 g	200 Kcal
VINS ROUGES (BEAUJOLAIS, BORDEAUX...)	12 %	0,6 g	180 Kcal
VINS ROSÉS (CÔTES DE PROVENCE...)	12%	1 g	170 Kcal
BLANCS SECS (ALSACE, SAVOIE...)	12 %	1 g	170 Kcal
VINS MOUSSEUX	11 %	3 g	160 Kcal
CHAMPAGNE	10 %	5 g	160 Kcal
CIDRE BRUT	5 %	1 g	80 Kcal
CIDRE DOUX	2 %	12 g	80 Kcal

QUESTION N° 92

En cuisinant, comment doser les ingrédients sans balance ?

Même si l'utilisation d'une balance est utile lors de l'apprentissage de la préparation culinaire pour connaître les proportions des ingrédients à intégrer dans les plats, il est souvent agréable au quotidien, de connaître quelques équivalences simples pour simplifier les tâches et gagner du temps.

En pratique, peuvent être retenus les repères suivants :

- **un verre de 20 cl contient :**
  > 100 g de fécule
  > 120 g de farine
  > 120 g de coquillettes
  > 140 g de semoule
  > 150 g de riz cru
  > 150 g de lentilles
  > 150 g de sucre en poudre
- **la contenance d'un verre de 20 cl** correspond à une assiette creuse
- **un verre de riz** donne après cuisson environ 430 g de riz

- **un verre de coquillettes** donne après cuisson environ 360 g de coquillettes
- **un verre de semoule** donne après cuisson environ 280 g de semoule
- **un verre de lentilles** donne après cuisson environ 420 g de lentilles

- **une cuillère à soupe bombée** contient :
  > 50 g de miel
  > 30 g de sucre en poudre
  > 30 g de sel
  > 25 g de farine
  > 25 g de semoule

- **une cuillère à soupe rase** contient :
  > 30 g de miel
  > 20 g de riz
  > 15 g de sucre en poudre
  > 15 g de sel
  > 14 g de semoule
  > 12 g de farine
  > 10 g de gruyère râpé
  > 2 cl d'eau

- **une cuillère à café bombée** contient :
  > 10 g de sucre en poudre
  > 10 g de sel
  > 8 g de farine
  > 8 g de semoule

- **une cuillère à café rase** contient :
  > 5 g de sucre en poudre
  > 5 g de sel
  > 4 g de farine
  > 4 g de semoule
  > 0,7 cl d'eau

— QUESTION N° 93 —

Comment cuisiner sans graisse ?

Les graisses alimentaires, animales et végétales, apportent 9 Kcal par gramme et sont donc plus caloriques que les glucides qui n'en apportent que 4 Kcal par gramme.

Par ailleurs, les graisses animales sont considérées comme athérogènes c'est-à-dire potentiellement néfastes au plan cardiovasculaire. Il est par conséquent généralement conseillé aux diabétiques d'éviter d'absorber trop de graisses et comme ces dernières sont assez fréquentes dans les viandes, sauces, fromages et préparations culinaires diverses, c'est donc sur les modes de préparation des aliments eux-mêmes qu'il faudra qu'ils se concentrent.

Différentes méthodes sont exploitables pour alléger la charge en graisse de l'alimentation, sans perdre le goût et la saveur agréable des plats consommés :

- cuisson au four traditionnel,
- cuisson au four à micro-onde,
- cuisson à l'eau (casserole, faitout),
- cuisson à la vapeur (autocuiseur),
- cuisson au bain-marie (récipient baignant dans une casserole d'eau),
- cuisson en papillote (cocotte, four ou autocuiseur et aliments dans du papier d'aluminium ou du papier sulfurisé),
- cuisson à l'étouffée (cocotte, autocuiseur),
- cuisson au gril (plaque de fonte chauffée),
- barbecue,
- pierrade (plaque de pierre chauffée),
- cuisson au bouillon de légumes (de type fondue chinoise).

— QUESTION N° 94 —

Pour rendre mes plats plus savoureux, comment faire des sauces allégées ?

La préparation des repas doit éviter autant que possible les corps gras (cf. question N°93), mais il est parfois nécessaire pour agrémenter certains mets, de proposer une sauce allégée, chaude ou froide, qui les rendra plus savoureux.

LES SAUCES FROIDES : elles accompagnent les crudités, les salades, les poissons et viandes froides ou les grillades.

- **Vinaigrette « allégée » :** utiliser de l'huile d'olive, de colza ou d'arachide (les plus riches en acides gras mono-insaturés) et doser une cuillère sur deux avec de l'eau.

- **Mayonnaise :** utiliser du fromage blanc à 0 % de matière grasse avec 2 jaunes d'œuf pour 300 grammes de fromage blanc et une cuillère à café de moutarde.
- **Sauce mousseline :** il s'agit de la mayonnaise précédente avec le rajout d'un œuf battu en neige, d'une cuillère à café de jus de citron, du poivre et du paprika.
- **Sauce au yaourt :** utiliser 2 yaourts, un demi-citron pressé, une cuillère à soupe de moutarde, du persil haché et du poivre. Il s'agit d'une sauce assez liquide.
- **Sauce au légume :** utiliser des tomates écrasées, de la purée d'oseille, de la purée d'épinard ou même de la purée de champignons. Ces sauces de légumes écrasés sont additionnées d'ail et de fines herbes.
- **Sauce au roquefort :** utiliser 30 grammes de roquefort associés à un demi-citron pressé, un demi-oignon, un verre de jus de tomate et assaisonner au sel de céleri et au paprika.

LES SAUCES CHAUDES : elles accompagnent les grillades, les volailles, les légumes cuits, le riz ou les pâtes cuites.

- **Sauce béchamel :** utiliser un quart de litre de lait écrémé et 20 grammes de maïzena chauffés à feu doux, ajouter de la noix de muscade et du poivre, laisser épaissir.
- **Sauce béarnaise :** utiliser 2 échalotes hachées dans un verre de vinaigre et les réduire à feu doux, ajouter 4 jaunes d'œuf battus sur les échalotes refroidies, verser 3 verres de lait écrémé porté à ébullition, délayer à feu doux jusqu'à épaississement, ajouter estragon et persil.
- **Sauce aux champignons :** utiliser un quart de litre de lait écrémé et 20 grammes de maïzena chauffés à feu doux, ajouter un oignon émincé chauffé à la poêle, puis 150 grammes de champignons de Paris coupés finement. Chauffer à feu doux et ajouter du poivre.
- **Sauce marchand de vin :** réduire 3 échalotes hachées dans un bouillon de viande dégraissé, 3 verres de vin rouge et 2 verres d'eau ; après réduction de moitié ajouter une cuillère à soupe de farine délayée dans un peu d'eau, porter à ébullition ; poivrer.

— QUESTION N° 95 —

Connaît-on les valeurs caloriques des plats du restaurant ?

Le fait d'être diabétique, aussi bien de type 1 que de type 2, ne doit pas empêcher de profiter de l'agrément procuré par un déjeuner au restaurant avec ses proches. Bien entendu cette permission ne doit pas être le prétexte à déraison et il ne s'agit ni d'une incitation à s'y alimenter au quotidien, ni d'une occasion à ne plus rien contrôler.

Il faut simplement que le diabétique intègre dans son calcul des apports caloriques quotidiens, cette prise alimentaire différente. De nombreux restaurants proposent aujourd'hui des plats garnis de façon modérée qui permettent au diabétique de manger comme les autres convives sans difficulté. Le choix entre les différents plats du repas tiendra compte de la nature des nutriments proposés (féculents, légumes verts, poissons, viandes...) et, selon la richesse nutritionnelle retrouvée dans son assiette, le diabétique devra moduler son apport quantitatif ultérieur en pain, en fromage et en dessert. Dans certaines circonstances un peu exceptionnelles, telles qu'un repas de mariage ou d'une fête de fin d'année, ce calcul calorique tiendra plutôt compte de la globalité de la semaine passée ou à venir, que de celui de la journée.

Souvent, notamment pour les diabétiques de type 1, un petit rajout d'insuline ultra-rapide en post-prandial, permet de tamponner préventivement une élévation glycémique.

Nous proposons ci-après quelques exemples de valeurs caloriques de plats de restaurants, qui ne sont bien entendu qu'indicatives, tant les modes de préparation peuvent varier selon les cuisiniers. Ces notions demeurent toutefois des repères pour autoriser le diabétique à faire des dérapages... contrôlés !

Plats	Valeur calorique
Pizza marguerite	800 Kcal
Pizza napolitaine	850 Kcal
Pizza aux champignons	740 Kcal
Pizza fruits de mer	820 Kcal
Pizza quatre saisons	930 Kcal
Steak-frites	600 Kcal
Assiette de charcuterie	840 Kcal
Poulet-jardinière	310 Kcal
Rognons-coquillettes	380 Kcal
Risotto de caille	420 Kcal
Foie de veau-artichauts	340 Kcal
Roulé de saumon aux choux	270 Kcal
Filets de soles-artichauts	260 Kcal
Tranche de foie gras de canard	350 Kcal

QUESTION N° 96

Connaît-on les valeurs caloriques des plats de la restauration rapide ?

De même que le déjeuner copieux au restaurant, les petits repas pris dans une brasserie, le sandwich consommé dans la rue ou même le hamburger-frites absorbé dans un « fast-food » sont autorisés au diabétique.

Mais là encore, tout est affaire de mesure et de raison et il ne s'agit pas d'en faire une habitude. Comme pour les pauses-restaurants, c'est le contenu calorique (lipidique et glucidique surtout) de la prise alimentaire qui prévaut et qui doit entrer dans le calcul de la consommation journalière. Ainsi l'adolescent doit savoir que son Big mac, frites et Coca pris avec les copains à la place du repas de midi, lui apporte d'emblée 1000 Kcal qui doivent être intégrées dans son total journalier à côté de son petit-déjeuner et de son dîner. Par ailleurs, la richesse en lipides de cette prise alimentaire doit lui faire éviter fromage et charcuterie le soir, au profit d'un peu de féculents, légumes et fruits.

Là encore, les éléments cités dans les deux tableaux ci-après ne sont qu'indicatifs et destinés qu'à guider les choix du diabétique

Aliments	Valeur calorique
Croissant	180 Kcal
Pain au chocolat	280 Kcal
Pain aux raisins	270 Kcal
Chausson aux pommes	300 Kcal
Éclair au chocolat	230 Kcal
Crêpe beurre-sucre	130 Kcal
Frites (100 grammes)	300 Kcal
Hamburger	260 Kcal
Cheese burger	300 Kcal
Big mac	540 Kcal
Croissant au jambon	300 Kcal
Sandwich au jambon	330 Kcal
Sandwich aux rillettes	460 Kcal
Croque monsieur	400 Kcal

Boissons	Valeur calorique
Coca cola (250 ml)	120 Kcal
Milk shake (250 ml)	280 Kcal
Bière (une canette)	150 Kcal
Cidre (200 ml)	80 Kcal
Jus de tomate (200 ml)	30 Kcal
Eau	0 Kcal !!!

— QUESTION N° 97 —

Pour éviter l'alcool, comment fabriquer des cocktails de fruits ou de légumes en apéritif ?

Les cocktails de fruits ou de légumes sont des réponses adaptées à la problématique de la prise d'alcool lors d'une soirée que l'on soit d'ailleurs, diabétique ou pas. Ils permettent de boire ultérieurement un peu d'alcool pendant le repas sans risquer de dépasser la dose autorisée pour la conduite plus tard et d'éviter, chez le diabétique, l'apparition d'un malaise hypoglycémique pendant l'apéritif avant le repas (cf. question N° 91).

Il existe de très nombreuses recettes de cocktails non alcoolisés dont les couleurs variées contribuent à l'aspect festif de l'apéritif et à le rendre original. En voici quelques exemples :

- **Cocktail de fraises :** mélanger 10 cl lait de soja à 120 g de fraises broyées et de la glace pilée (90 Kcal).
- **Cocktail de pêches :** mélanger 10 cl lait de soja à 2 pêches broyées et de la glace pilée (160 Kcal).
- **Jus de tomate :** passer à la centrifugeuse 500 g de tomates, 1 branche de céleri, 3 feuilles de menthe et 3 feuilles d'estragon ; ajouter une cuillère à café d'huile d'olive et une pincée de sel ; diluer selon les goûts avec de l'eau et de la glace pilée.

On peut également plus simplement effectuer des mélanges de jus de fruits, sans être obligé de préparer soi-même les purées ou les broyats de fruits. Quelques recettes peuvent ainsi être retenues :

- **Amandinea** : qui est un mélange de 50 % de jus d'orange, 10 % de sirop d'orgeat, 30 % de jus de pamplemousse et 10 % de sirop de fraise, auquel peut être associé de la glace pilée.
- **Alizée** : qui est un mélange de 30 % de jus de banane, 30 % de jus de mangue, 40 % de jus d'orange, auquel peut être associé de la glace pilée.
- **Anjou** : qui est un mélange de 40 % de jus de pomme, 30 % de jus de raisin et 30 % de jus de pêche, auquel peut être associé de la glace pilée.
- **Sangria sans alcool** : 2 litres de jus de raisin avec les morceaux des fruits habituels de la sangria : pêches, pommes, bananes, oranges, poires, associés à un peu d'eau et de glace, selon les goûts.

— QUESTION N° 98 —

Que servir préférentiellement en apéritif, aux amis diabétiques ?

Le fait d'être diabétique n'empêche heureusement pas de prendre plaisir à des rencontres entre amis autour d'un apéritif. Toutefois, la convivialité de la réunion fait que souvent, personne ne se rend vraiment compte de la qualité et de la quantité de sa consommation en petits amuse-gueules proposés à volonté. Par conséquent, pour éviter tout dérapage menant à une absorption calorique abusive, quelques repères alimentaires deviennent nécessaires. Ils pourront d'ailleurs être utiles tant aux diabétiques qu'aux non-diabétiques.

Au plan des boissons, la consommation alcoolique est à déconseiller aux patients diabétiques, même si elle n'est pas interdite au sens strict (cf. question N° 91). On propose donc d'adopter le principe du cocktail de fruits ou de légumes (cf. question N° 97) en apéritif, qui à l'inverse de l'alcool ne provoque pas d'hypoglycémie lors de sa consommation à jeun, permettant de réserver la consommation d'alcool au repas qui suivra, en dégustant un ou deux verres de vin.

Au plan des amuse-gueules, il faut impérativement privilégier les crudités pour fuir les aliments riches en graisses habituellement servis (comme les cacahuètes et autres petits gâteaux salés). Pour donner quelques idées à développer à l'occasion de ces rencontres festives, le tableau ci-après compare la quantité de calories apportées par différentes classes de produits... il parle de lui-même !

Aliments	Apport calorique	Aliments	Apport calorique
1 saucisse cocktail	25 Kcal	1 bâtonnet de céleri cru	1 Kcal
1 fines rondelettes de saucisson sec	30 Kcal	10 g de champignons crus	1 Kcal
1 petit dé de comté	40 Kcal	10 g de radis cru	1 Kcal
1 poignée de biscuits apéritifs	70 Kcal	1 bâtonnet de carotte crue	3 Kcal
1 poignée de cacahuètes	120 Kcal	1 poignée de tomates-cerise	8 kcal
1 poignée de chips	150 kcal	1 bâtonnet de surimi	15 Kcal

— QUESTION N° 99 —

Puis-je encore aller dîner chez des amis malgré mon diabète ?

Il faut impérativement continuer à vivre la même vie sociale, familiale, professionnelle et sportive lorsque l'on devient diabétique. On ne vit pas pour son diabète, reclus dans un monde aseptisé, mais avec son diabète en adoptant simplement quelques réflexes d'hygiène alimentaire et physique, acquis à l'occasion des séances d'éducation à la santé. Donc bien sûr, il faut encore aller dîner en ville ou chez des amis lorsque l'on est diabétique. Voici quelques règles qui peuvent être retenues dans ces situations :

- Le repas est le même pour tous : il ne faut pas faire un petit plat séparé pour le diabétique qui se sentira comme un « paria au sein de la soirée ».
- Même si les mets sont délicieux, lorsque l'on est diabétique il n'est pas recommandé de se resservir plusieurs fois du plat proposé.
- Si les mets sont riches en féculents, il faut éviter de manger trop de pain en parallèle.
- Le dessert est autorisé (mais une seule part).
- Le vin est autorisé (mais seulement un ou deux verres).

Une éventuelle correction des glycémies par une injection d'un analogue rapide de l'insuline réalisée au retour à domicile, après un contrôle de la glycémie capillaire, permettra d'effacer rapidement la trace de cet excès relatif, régularisant la glycémie du lendemain matin.

— QUESTION N° 100 —

Puis-je prendre des substituts de repas pour perdre plus vite du poids ?

Il existe de nombreux substituts de repas vendus librement dans le commerce. Leur objectif est de remplacer un ou plusieurs repas dans la journée, pour apporter moins de calories que la prise alimentaire habituelle du sujet. Ces boissons ou crèmes, au goût agréable, généralement dosées pour apporter un minimum d'électrolytes, de vitamines et de minéraux aux personnes qui en consomment, sont le plus souvent utilisées pour perdre du poids rapidement.

Les diabétiques n'ont aucun intérêt à en faire usage, ni pour équilibrer leurs glycémies, ni pour perdre du poids. Ces substituts ne pouvant être consommés à vie, il faudra bien un jour que le diabétique (ou la personne obèse non diabétique) apprenne à équilibrer ses repas et à gérer ses apports nutritionnels en tenant compte des quantités de glucides, lipides et protéines nécessaires au bon fonctionnement de leur corps. Autant commencer d'emblée, plutôt que d'attendre quelques mois durant lesquels les substituts auront été pris. Par ailleurs, une perte de poids trop rapide risque de provoquer, soit des dépressions à minima, soit des reprises pondérales ultérieures en raison d'un différentiel trop important entre l'apport calorique des substituts et celui des repas retrouvés.

— QUESTION N° 101 —

Comment gérer mon diabète à l'occasion des repas de fêtes?

Dans certaines circonstances exceptionnelles, on peut s'autoriser un relâchement diététique et admettre que pendant un même repas, puissent être consommés lipides et glucides en quantité redondante : foie gras, truffes, saumon, viandes, sauces, fromages, desserts et vins ! Mais attention, il ne s'agit que d'exception et de tels repas ne doivent pas être hebdomadaires !

- Lorsque les repas sont d'une richesse calorique à peine supérieure aux repas usuels (anniversaire des enfants, anniversaire de mariage...), il est recommandé de réaliser un contrôle glycémique capillaire environ 2 heures après la fin du repas, afin de faire une injection d'un analogue rapide de l'insuline en post-prandial si les glycémies devaient trop s'élever. Dans ce cas, la dose est en rapport avec les doses antérieures d'insuline et la glycémie constatée : ce protocole aura généralement été au préalable, discuté avec le médecin traitant.
- Lorsque le repas est franchement plus riche et qu'il dure plusieurs heures (communion, Nouvel an...) une injection intermédiaire au cours du repas d'un analogue rapide de l'insuline peut être réalisée afin de tamponner l'élévation prévisible à venir. Cette injection n'interdit pas d'en effectuer une seconde, 2 heures après la fin du repas pour s'assurer du contrôle glycémique post-prandial. Malgré ces précautions il n'est pas rare que les glycémies restent perturbées 24 heures après l'événement, souvent en raison des horaires de coucher et de lever qui ont été décalés. Une à deux journées de déstabilisation glycémique passagère ne sont pas considérées comme délétères, à condition toutefois que la moyenne globale de l'hémoglobine glyquée sur l'année, soit conforme aux recommandations internationales (HbA1c autour de 7 %).

IX - Les traitements

QUESTION N° 102

Comment fonctionnent les sulfamides hypoglycémiants ?

(Amarel®, Daonil®, Diamicron®, Euglucan®, Glibénèse®, Glicazide MSD, Glycémirex gé, Glutril®, Miglucan®, Minidiab®, Ozidia®...)

Les sulfamides hypoglycémiants stimulent les cellules β de Langerhans et sont donc responsables d'une sécrétion accrue en insuline par le pancréas. Selon leur galénique, certains sulfamides se prennent à l'occasion de chaque repas ou le matin et le soir ou même une seule fois par jour.

Les sulfamides peuvent provoquer quelques effets indésirables tels que des hypoglycémies, notamment chez les sujets âgés et/ou en insuffisance rénale, des allergies cutanées, des toxicités médullaires ou des cytolyses hépatiques.

Les principales contre-indications de ces molécules sont l'âge avancé et l'insuffisance rénale.

QUESTION N° 103

Comment fonctionnent les biguanides ?

(Glucinan®, Glucophage®, Metformine générique, Stagid®...)

Les biguanides agissent sur le foie en diminuant la production hépatique de glucose nocturne. Ils ont donc un effet bénéfique sur la glycémie matinale, à jeun. Par ailleurs, la metformine (qui est le seul biguanide commercialisé en France) semble aussi améliorer la sensibilité des récepteurs musculaires à l'insuline.

Les effets indésirables principaux de la metformine sont digestifs : diarrhées, nausées, douleurs abdominales.

Les contre-indications sont les circonstances cliniques susceptibles de provoquer une acidose lactique lorsqu'elles sont associées à la metformine : insuffisance rénale, insuffisance hépatique sévère, insuffisance cardiaque non contrôlée, insuffisance respiratoire sévère.

— QUESTION N° 104 —

Comment fonctionnent les inhibiteurs de l'alpha-glucosidase ?

(Glucor®, Diastabol®)

Ces médicaments bloquent l'action d'une enzyme de l'intestin grêle, que l'on appelle l'alpha-glucosidase, dont la fonction est d'hydrolyser les glucides alimentaires pour leur permettre de passer dans le sang sous forme de monosaccharides. Ces inhibiteurs enzymatiques réduisent donc les glycémies post-prandiales.

Les effets indésirables des inhibiteurs des alpha-glucosidases sont secondaires à la fermentation des sucres qui ne sont plus absorbés et qui restent dans le tube digestif : flatulences, diarrhées, douleurs abdominales.

Les contre-indications sont les maladies inflammatoires chroniques de l'intestin (maladies de Crohn ou recto colite ulcéro hémorragique) et l'insuffisance rénale sévère.

— QUESTION N° 105 —

Comment fonctionnent les glinides ?

(Novonorm®)

Les glinides sont des insulinosécréteurs qui agissent un peu plus rapidement et un peu moins longtemps que les sulfamides. De ce fait, ils doivent être administrés lors de chaque repas et ne sont donc pas pris si le patient diabétique saute un repas. Comparativement à certains sulfamides traditionnels qui se prennent une fois par jour pour toute la journée, le risque d'hypoglycémie avec les glinides est donc théoriquement plus faible, lorsque la prise alimentaire est irrégulière.

Toutefois, les hypoglycémies font également partie des effets indésirables de ces molécules même si elles semblent moins fréquentes et moins sévères qu'avec les sulfamides traditionnels. Par ailleurs on soulignera des risques d'allergies cutanées, quelques douleurs abdominales et la possibilité d'une cytolyse hépatique.

Les contre-indications sont l'insuffisance rénale, l'insuffisance hépatique et la grossesse.

— QUESTION N° 106 —

Comment fonctionnent les glitazones ?

(Avandia® et Actos®)

Les glitazones, ou plus exactement les thiazolidinediones, sont des médicaments qui augmentent la sensibilité des tissus à l'insuline. Ils améliorent donc la captation musculaire de glucose et la pénétration des triglycérides et des acides gras libres dans les cellules graisseuses. Leur site d'action sur les cellules graisseuses est un récepteur appelé « PPAR γ » (pour peroxisome proliferator-activated receptor) dont le rôle est de contrôler le volume de la masse graisseuse. Lorsque les glitazones stimulent ces récepteurs, elles provoquent la destruction des grosses cellules graisseuses qui produisaient trop d'acides gras libres, au profit des petits adipocytes, permettant une réduction du taux de triglycérides sanguin et une diminution indirecte de l'insulinorésistance. Au final, ces médicaments font donc baisser le taux de graisses et de glucose sanguins.

Les effets indésirables des glitazones sont une légère prise de poids (inconstante), des céphalées et une possible anémie.

Les contre-indications sont une insuffisance cardiaque, une insuffisance hépatique ou une association avec de l'insuline.

— QUESTION N° 107 —

Pourquoi, depuis que j'ai changé de comprimé, ai-je des démangeaisons ?

Tous les médicaments sont susceptibles de provoquer des allergies, mais les sulfamides hypoglycémiants (cf. question N° 102) un peu plus fréquemment que les autres. C'est donc généralement lors de l'introduction de ceux-ci que peuvent apparaître, le plus souvent dans les 10 jours qui suivent, des démangeaisons.

L'allergie aux sulfamides se manifeste alors par des éruptions maculo-papuleuses accompagnées de prurit et de grands placards rouges et chauds sur la peau et ce, à n'importe quel endroit du corps. Parfois ces éruptions sont déclenchées par une exposition solaire et donc localisées sur les parties découvertes de la peau.

Dans des situations très rares, c'est une porphyrie cutanée qui est découverte. Le sulfamide révèle alors une anomalie génétique du métabolisme des porphyrines qui se caractérise par de grands placards pigmentés sur la peau exposée au soleil associés à de nombreuses petites bulles laissant des cicatrices visibles.

Dans tous les cas, les médicaments doivent être arrêtés et le médecin traitant prévenu au plus vite.

— QUESTION N° 108 —

Pourquoi, depuis que j'ai changé de comprimé, ai-je des diarrhées ?

Parmi tous les médicaments proposés aux diabétiques, ce sont les biguanides (cf. question N° 103) qui sont le plus souvent responsables de troubles digestifs tels que les diarrhées. Ces symptômes sont généralement déclenchés lors des premières prises médicamenteuses ou dans les quinze jours qui suivent. Avec les diarrhées peuvent être associées des nausées et/ou des vomissements. Habituellement ces symptômes régressent après quelques jours de traitement, il faut donc prendre patience une à deux semaines.

Pour en diminuer le risque d'apparition, on conseille généralement aux patients de prendre ces comprimés pendant les repas et de n'augmenter la dose que progressivement : pour un traitement nécessitant 3 comprimés par jour, on débute par un comprimé par jour sur une semaine, puis on augmente à deux par jour sur une semaine, puis les trois comprimés par jour sont enfin introduits.

Bien entendu si les diarrhées persistent malgré ses précautions, l'arrêt du traitement est de mise.

— QUESTION N° 109 —

Pourquoi, depuis que j'ai changé de comprimé, ai-je des ballonnements et des émissions de gaz ?

Comme pour la question précédente, certains médicaments proposés aux diabétiques, sont plus spécifiquement responsables de tels symptômes : il s'agit des inhibiteurs des alpha-glucosidases (cf. question N° 104). Là encore, ces troubles digestifs peuvent n'être que passagers et ne gêner le patient que pendant les premiers jours de l'instauration du traitement.

On constate alors des flatulences, des météorismes et des douleurs abdominales par distension colique, associées à des émissions de gaz pluriquotidiennes. Habituellement la fréquence de ces symptômes régresse après quelques jours de traitement, mais sans disparaître complètement.

Pour en diminuer le risque d'apparition, on conseille généralement aux patients de n'augmenter la dose que progressivement : pour un traitement nécessitant 3 comprimés par jour, on débute par un comprimé par jour sur une semaine, puis on augmente à deux par jour sur une semaine, puis les trois comprimés par jour sont enfin introduits.

Bien entendu, si les émissions de gaz sont trop gênantes pour le patient et/ou son entourage, l'arrêt du traitement est de mise.

— QUESTION N° 110 —

Pourquoi mes glycémies sont-elles élevées, alors que je prends bien mes comprimés et que mon alimentation reste équilibrée ?

Il est parfois surprenant et pour le moins décourageant pour les patients diabétiques de type 2, de découvrir que leurs glycémies restent élevées alors qu'ils suivent parfaitement bien l'ensemble des recommandations médicales tant diététiques que médicamenteuses. Cette situation n'est toutefois pas exceptionnelle et correspond à un épuisement pancréatique relatif, qui ne peut plus malgré l'aide médicamenteuse, sécréter suffisamment d'insuline pour compenser l'insulinorésistance tissulaire (cf. question N° 29), provoquant de ce fait, une augmentation des glycémies. On dit que le diabétique est devenu « insulino-requérant » ou « insulino-nécessitant ».

Cette élévation glycémique peut être le reflet d'une **insulino-requérance :**

- **transitoire,** qui survient lors d'événements intercurrents graves (tels que des fractures, des infections, des interventions chirurgicales, un infarctus du myocarde...) qui génèrent un stress déséquilibrant au plan glycémique (cf. question N° 159). L'hyperglycémie est alors combattue par une insulinothérapie transitoire, jusqu'à disparition de la cause du déséquilibre qui peut parfois malheureusement passer inaperçu du malade, expliquant son absence de plainte en dehors de l'élévation glycémique (infections urinaires, infections dentaires, maux perforants plantaires, infarctus du myocarde peuvent par exemple être totalement indolores !). Dans ces circonstances, la reprise du traitement en comprimés après stabilisation ou disparition de l'événement causal est tout à fait possible.
- **définitive,** qui apparaît généralement après plusieurs années d'évolution du diabète, donc après épuisement des cellules bêta langerhansiennes qui ne peuvent plus sécréter une quantité d'insuline efficace, même avec le soutien d'une dose maximale d'antidiabétiques oraux. On considère que 5 % des diabétiques de type 2 ont une extinction sécrétoire post-stimulative aux sulfamides, tous les ans. La réponse est alors une insulinothérapie définitive qui peut être, soit associée aux antidiabétiques oraux (notamment avec de la metformine pour éviter d'avoir à injecter de trop importantes doses d'insuline chez le sujet obèse), soit proposée seule, en une ou deux injections par jour.

— QUESTION N° 111 —

Mes glycémies sont normales avec mes comprimés alors pourquoi le médecin me propose-t-il de les remplacer par de l'insuline ?

Il peut paraître surprenant pour un patient dont les glycémies sont bien équilibrées, de voir son médecin traitant ou son diabétologue, proposer une insulinothérapie de remplacement à son traitement habituel. Cette mesure n'est pas fréquente mais elle répond à des circonstances particulières qui rendent la prise des antidiabétiques oraux potentiellement délétère pour le diabétique.

Ainsi, ce changement de traitement est proposé devant :

• **L'apparition soudaine ou progressive d'une contre-indication médicale à la prise de l'un ou de plusieurs antidiabétiques oraux :** insuffisance rénale, insuffisance hépatique sévère, insuffisance cardiaque mal contrôlée, insuffisance respiratoire sévère. Selon les circonstances, la poursuite d'un sulfamide hypoglycémiant, de metformine, de glinide ou de glitazone pourrait devenir dangereuse pour le diabétique et le changement intervient donc avant qu'une complication ne survienne, alors même que les glycémies sont normales.

• **Un âge avancé (souvent vers 80 ans).** Les risques d'hypoglycémies graves avec coma et séquelles neurologiques engendrés par la prise d'un sulfamide, sont souvent à l'origine de la suppression d'une telle molécule, remplacée alors par de l'insuline dont la demi-vie sanguine est bien plus courte (après sa dernière prise, un sulfamide peut rester 3 à 5 jours dans le sang d'une personne âgée, l'insuline reste au maximum 24 heures). Par ailleurs, l'insulinothérapie proposée est réalisée par une infirmière dont le passage 2 fois par jour contribuera à une meilleure surveillance de la personne âgée maintenue à domicile (les contacts humains quotidiens évitent un sentiment d'abandon et/ou une dépression chez les personnes seules, permettent une surveillance de l'hydratation en cas de période chaude, une surveillance de la prise alimentaire, un contrôle de la prise des médicaments tant dans leur nombre que dans leur répartition et une surveillance des blessures au pied...). À ce propos, un contrat de santé publique « relatif à la prise en charge infirmière des patients diabétiques traités par insuline de plus de 75 ans » peut être passé entre les infirmières libérales et la caisse d'assurance maladie pour faciliter encore cette prise en charge à domicile qui évitera bien des hospitalisations.

— QUESTION N° 112 —

L'insuline fait-elle grossir ?

La fonction principale de l'insuline est de faire pénétrer le glucose dans la cellule (cf. question N° 16). De ce fait, en nourrissant cette dernière, l'insuline peut faire prendre du poids et cette notion a bien été objectivée par les résultats de la grande étude britannique UKPDS (United Kingdom Prospective Diabetes Study) qui a constaté une prise de 2 kilogrammes par amélioration de 1 % de l'hémoglobine glyquée. Cette étude a également montré que la prise de poids était d'autant plus importante que le diabétique était fortement déséquilibré (un diabétique passant de 10 % d'HbA1c à 7 %, prenait plus de poids que celui passant de 8 % à 7 % d'HbA1c).

L'expérience clinique montre que le plus fréquemment, la prise de poids constatée par les patients provient de deux causes : d'une part une correction du poids perdu par le déséquilibre antérieur des glycémies qui a justifié l'introduction de l'insuline ou son augmentation, et d'autre part un relâchement du contrôle alimentaire du diabétique qui a été rassuré par l'amélioration franche de ses glycémies sous insuline. On peut rajouter dans quelques cas, un léger surdosage de l'insuline qui provoque l'apparition d'hypoglycémies trop régulières, dont la compensation par des apports sucrés a favorisé l'augmentation pondérale.

En tout état de cause, cette légère prise de poids peut ne pas être définitive et une rééquilibration de l'alimentation, une rectification des doses d'insulines, voire une modification de leur répartition journalière, permet souvent de corriger ce problème. Signalons enfin, que le diabétique n'a malheureusement pas le choix car l'introduction d'une insulinothérapie ou son augmentation, répondent à une nécessité vitale tant immédiate qu'à plus long terme.

— QUESTION N° 113 —

Quel type d'insuline utiliser ?

Il existe aujourd'hui de très nombreuses insulines mises à la disposition des diabétiques. Dosées à 100 Unités d'insuline par millilitre, les préparations commercialisées possèdent par ailleurs un excipient antimicrobien à base de glycérol ou de phénol. Sans autre apport dans cette composition, l'insuline est dite « rapide ». Lorsque l'insuline est dite « semi-lente » ou « lente », cela signifie qu'il a été adjoint dans la composition, de la protamine ou du zinc dont la fonction est d'assurer une prolongation de la durée de l'absorption sous cutanée de l'insuline.

Six formes d'insuline sont actuellement commercialisées en France :

- **Insuline rapide :** début d'action en 30 minutes, pic sanguin en 90 minutes, durée d'action d'environ 4 heures. Exemple : Actrapid®, Umuline rapide®, Insuman rapide®.
- **Insuline semi-lente ou intermédiaire :** début d'action d'environ 1 heure, pic en 2 heures, durée d'action d'environ 12 heures. Exemple : Insulatard®, Umunline NPH®, Insuman basal®.
- **Insuline mixte :** mélange d'insulines effectué par l'industriel qui a associé dans une cartouche ou un flacon, une insuline rapide et une insuline semi-lente à des pourcentages variables. On les désigne par le pourcentage d'insuline rapide dans le mélange. Ainsi la « Mixtard 20® » est un mélange de 20 % d'insuline rapide et 80 % d'insuline NPH, l'« Umuline Profil 10® » est un mélange de 10 % d'insuline rapide et de 90 % d'insuline NPH, l'« Humalog Mix 50® » comporte 50 % de rapide et 50 % de semi-lente...
- **Insuline retard ou prolongée :** action en 1 à 2 heures, pic sanguin à 4 heures, durée d'action 24 heures. Exemple : Umuline zinc®.
- **Insuline ultrarapide ou analogue rapide de l'insuline :** action en 15 minutes, pic sanguin en 30 minutes, durée d'action de 2 heures. Exemple : Humalog®, NovoRapid®.
- **Analogue retard de l'insuline :** action en 1 à 2 heures, durée de 24 heures. Exemple : Lantus®, Levemir®.

QUESTION N° 114

Quels sont les schémas habituels d'injections d'insuline dans la journée ?

Les schémas d'injections insuliniques sont actuellement très variés grâce au fait qu'ils peuvent s'appuyer sur les nombreuses formes galéniques commercialisées en France. Autrefois très codifiés, ces schémas sont aujourd'hui laissés à la discrétion du clinicien avec comme objectif premier, le contrôle de la glycémie. De ce fait, les modalités d'injection d'insuline seront fonction des conditions physiologiques telles que l'âge, la grossesse, les complications déjà installées et des exigences professionnelles telles que le travail de nuit, les changements d'horaire, les travaux de force ou les emplois de bureau...

En pratique, il faut pouvoir contrôler le pic d'hyperglycémie provoqué par toute prise alimentaire et assurer la stabilité des glycémies entre les repas. Selon l'exercice physique du sujet dans sa journée, la quantité et la qualité d'aliments qu'il consomme à chaque repas ou sa possibilité d'injecter facilement de l'insuline sur son lieu de travail, différents protocoles peuvent être proposés :

- Une injection d'insuline mixte le matin (la partie rapide pour le petit-déjeuner et la partie semi-lente pour la journée) et une injection d'insuline mixte le soir (la partie rapide pour le dîner et la partie semi-lente pour la nuit). Par exemple : Humalog Mix 25 matin et Novo Mix 30 le soir.
- Une injection d'insuline mixte le matin, une injection d'analogue de l'insuline rapide pour le déjeuner et une injection d'insuline mixte le soir. Par exemple : Humalog Mix 25 le matin, Novo Rapid à midi et Novo Mix 30 le soir.
- Une injection d'insuline mixte le matin, une injection d'insuline mixte à midi et une injection d'insuline mixte le soir. Par exemple : Humalog Mix 25 le matin, Humalog Mix 50 à midi et Novo Mix 30 le soir.
- Une injection d'une insuline ultralente le soir et une injection d'insuline rapide ou d'analogue rapide de l'insuline à chaque repas. Par exemple : Lantus le soir et Novo Rapid à chaque repas.
- Une seule injection d'une insuline ultralente le soir.

Mais toutes les combinaisons d'insuline sont possibles y compris le mélange par le patient au pourcentage désiré, d'une rapide et d'une lente ou d'une semi-lente dans une même seringue à partir de flacons d'insuline et non plus de stylos injecteurs.

QUESTION N° 115

Faut-il injecter l'insuline avant ou après les repas ?

L'injection d'insuline se fait habituellement avant les repas, qu'il s'agisse d'une insuline rapide, ultrarapide ou mixte. Les années passées, il était classique de proposer de faire cette insuline environ 20 minutes avant de manger pour laisser le temps à l'insuline d'agir, avant de prendre le repas. Cette période préliminaire n'est aujourd'hui pratiquement plus conseillée, d'une part en raison du risque d'hypoglycémie pouvant survenir si le repas était par hasard retardé et d'autre part, en raison de l'utilisation de plus en plus fréquente de l'insuline analogue dont le délai d'action de 5 à 10 minutes est beaucoup plus court.

De ce fait on demande actuellement aux patients qui s'injectent de l'insuline analogue ultrarapide ou mixte de le faire juste avant leur prise alimentaire.

L'insuline lente ou ultralente peut s'injecter à n'importe quel moment de la journée, sous réserve de garder le même horaire d'une journée sur l'autre. Elle peut donc se faire le matin ou le soir, avant ou après le repas, ou au coucher.

À noter que dans les circonstances où la prise alimentaire est incertaine en qualité ou en quantité (par exemple à l'occasion de troubles digestifs aigus, lors d'une réalimentation en post-opératoire ou chez les personnes âgées à la prise alimentaire irrégulière...), l'injection d'insuline peut être décalée en post-prandial. On utilisera alors une insuline ultrarapide dont la souplesse du profil pharmacologique permettra une adaptation de la posologie à la prise alimentaire effective du sujet. Cette méthode limite alors le risque de survenue d'une hypoglycémie que l'on peut constater avec une dose d'insuline fixée au regard de la glycémie, avant la prise alimentaire mais dont celle-ci n'a pas pu être aussi complète que prévue.

— QUESTION N° 116 —

Quand et comment utiliser du glucagon injectable ?

L'injection d'une ampoule de glucagon est à réaliser à l'occasion d'une hypoglycémie sévère, c'est-à-dire lorsque l'action de resucrage du diabétique nécessite l'aide d'une tierce personne.

Certes, un diabétique peut parfaitement s'injecter tout seul du glucagon, mais s'il est capable de le faire, il est par conséquent également capable de prendre une collation sucrée par la bouche. Or celle-ci est bien plus efficace au plan glycémique que le glucagon car le glucagon injecté n'a pas plus d'action que le glucagon naturel (cf. question N° 17) c'est-à-dire qu'il mobilise le glucose de réserve stocké dans le foie, les muscles et le tissu adipeux. Il faut donc un temps de latence, nécessaire à la glycogénolyse (cf. question N° 23) pour constater une augmentation de la glycémie. La collation sucrée apporte par contre, directement du glucose dans le sang et permet donc la correction de l'hypoglycémie beaucoup plus rapidement. L'injection de glucagon lors d'une hypoglycémie n'est donc pas le réflexe premier que l'on apprend aux diabétiques.

Par contre, lorsque le diabétique présente une hypoglycémie sévère et qu'il ne peut avaler une collation ou un verre de jus de fruit en raison d'une agitation, d'une confusion, de troubles de la déglutition ou même d'un coma, l'injection de glucagon par une tierce personne devient très importante. Dans ces circonstances, la technique importe peu : sous-cutanée, intramusculaire ou intraveineuse, l'injection peut même être réalisée à travers les vêtements si la panique du conjoint est telle que dégager la peau nue devient difficile. Bien sûr, l'idéal est de faire l'injection tranquillement en intramusculaire après avoir découvert le haut de l'épaule ou de la fesse. Toutefois, quelles que soient les circonstances, ce geste ne suffit pas. Il faut appeler un médecin ou l'infirmière soignante habituelle si ce dernier n'est pas disponible ou si le SAMU ne peut venir rapidement, afin qu'un acteur de santé puisse injecter en intraveineuse du sérum glucosé à 30 % et poser une perfusion intraveineuse de sérum glucosé par la suite.

Enfin la question de la cause de cette hypoglycémie sévère doit être élucidée pour tenter d'éviter que par la suite, elle ne se reproduise.

— QUESTION N° 117 —

À quoi sert une pompe à insuline portable ?

Une pompe à insuline portable assure une délivrance continue d'insuline grâce à un petit boîtier électronique portable contenant un pousse-seringue électrique. Elle utilise pour ce faire une fine tubulure plastifiée reliée à un petit cathéter en téflon implanté en sous cutané. Programmable, elle injecte automatiquement l'insuline selon des débits préalablement calculés par l'équipe médicale et qui varient dans la journée en fonction des besoins constatés chez le patient. Habituellement, 5 à 10 débits différents par jour sont utilisés mais sur certaines pompes, 48 débits différents peuvent être programmés !

Bien entendu, le patient peut après un apprentissage rigoureux, modifier lui-même les débits en fonction de ses résultats et de ses activités. Toutefois, lorsque les débits sont en adéquation avec la vie du patient, ce dernier n'a pas de réglage à faire et la pompe change automatiquement ses débits en suivant la programmation. Seuls les bolus d'insuline qui accompagnent les repas sont à réaliser par le patient qui doit pour ce faire appuyer sur une petite touche située soit sur le flanc de l'appareil, soit sur une petite télécommande. Au plan de la sécurité, il existe sur la plupart des pompes commercialisées de multiples alarmes destinées à prévenir le patient lorsque surviennent des problèmes techniques : piles usées, cathéter coudé, réservoir d'insuline vide, aiguille bouchée...

Cette technique de traitement est extrêmement chère et elle n'est donc proposée qu'aux diabétiques dont les glycémies ne peuvent être équilibrées malgré 5 à 6 injections d'insuline par jour. Elle nécessite un apprentissage de quelques jours qui est assuré généralement mais pas obligatoirement, lors d'une courte hospitalisation.

— QUESTION N° 118 —

Qu'est-ce qu'une pompe à insuline implantable ?

Une pompe à insuline implantable est beaucoup plus complexe et beaucoup plus chère qu'une pompe portable. Il s'agit d'un petit disque en titane de 8 à 9 centimètres de diamètre pour 2 centimètres d'épaisseur, d'environ 120 grammes. Il possède deux réservoirs, un central rempli de fréon et un périphérique contenant de l'insuline. Ce dernier est relié à un cathéter dont l'extrémité est laissée libre dans la cavité abdominale, en intra-péritonéal. Selon les modèles, l'injection d'insuline peut être assurée, soit par une pression du gaz poussant l'insuline vers le cathéter à la dose voulue, soit par une dépression aspirant l'insuline vers le cathéter et la cavité intra-péritonéale grâce à un piston électromagnétique. Le débit de la pompe est programmable par télémétrie grâce à un petit appareil portable et les patients disposent d'une télécommande par onde radio pour régler la pompe selon leur besoin.

La pompe est posée chirurgicalement entre la peau et le muscle soit dans le cadran inférieur gauche de l'abdomen, soit dans la région pectorale. Le cathéter est habituellement placé en intra-abdominal délivrant l'insuline par voie intrapéritonéale, mais il est parfois posé dans la veine cave supérieure ou dans le cœur au niveau de l'oreillette droite pour une délivrance insulinique intraveineuse. Le remplissage de la pompe est réalisé tous les deux ou trois mois, par ponction du réservoir au travers de la peau.

La première pompe à insuline implantable a été posée en mars 1989 aux États-Unis à Irvine et en septembre 1989 en France, à Strasbourg. Cette technique est très chère et présente l'inconvénient de nécessiter des réinterventions régulières en raison d'une obstruction progressive et inévitable du cathéter sous l'effet de la fibrine que l'organisme fabrique en réaction à ce corps étranger. Il existe en France 15 centres implanteurs et environ 400 diabétiques bénéficient de telles pompes.

— QUESTION N° 119 —

À quoi sert le laser dans les yeux ?

Le laser permet une photocoagulation des lésions apparues au niveau de la rétine (cf. questions N° 24, 73 et 169) afin d'empêcher le développement secondaire de néo-vaisseaux responsables d'hémorragies et de déchirures rétiniennes. L'objectif de ce traitement est donc de protéger la macula dont l'importance est capitale dans la vision.

Les appareils utilisés sont le laser argon monochromatique vert et le laser krypton qui permettent de réaliser des impacts sur la rétine d'environ 500 µm. L'ophtalmologue guide l'appareil pour effectuer des impacts sur les lésions découvertes à l'angiographie, généralement autour de la macula, sans la toucher : près de 500 impacts sont exécutés à chaque séance. Selon l'importance des lésions, la photocoagulation peut être limitée à un seul secteur de la rétine ou étendue à toute la rétine (photocoagulation « pan-rétinienne »).

Le patient bénéficie d'une anesthésie locale grâce à l'instillation d'un collyre adapté mais il peut être amené, pendant les quelques jours qui suivent la séance, à prendre des antalgiques en comprimés compte tenu de possibles douleurs oculaires résiduelles.

— QUESTION N° 120 —

Que veut dire vitrectomie ?

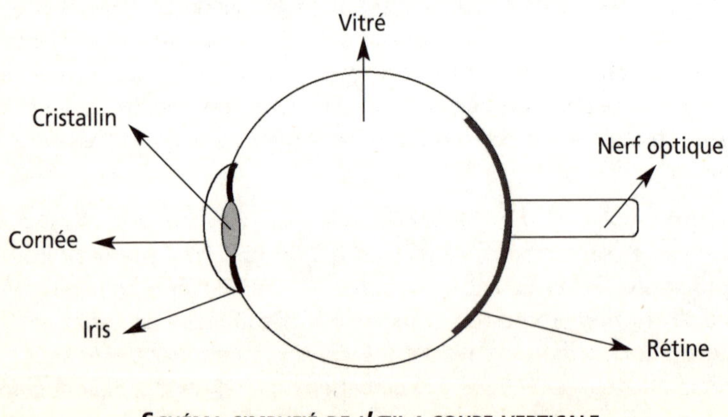

SCHÉMA SIMPLIFIÉ DE L'ŒIL : COUPE VERTICALE

Le vitré est une humeur gélatineuse transparente qui remplit la cavité oculaire en arrière du cristallin et en avant de la rétine.

Lors d'une rétinopathie diabétique sévère, le sang s'écoulant des hémorragies rétiniennes peut gagner le vitré et l'opacifier. Il s'agit d'une complication rare mais grave car elle peut mener à la cécité complète.

La vitrectomie, acte microchirurgical, consiste donc à enlever le vitré obscurci à l'aide d'une canule qui permet l'aspiration de l'humeur. Lorsque le fond d'œil est dégagé et qu'il devient donc visible pour l'opérateur, un traitement immédiat par endolaser photocoagule les hémorragies rétiniennes afin d'éviter toute récidive de saignement. En remplacement du vitré aspiré, le globe oculaire est rempli d'un gaz ou d'huile de silicone (dans ce dernier cas, une deuxième intervention est généralement prévue plus tard pour retirer le silicone).

L'intervention se fait sous anesthésie locale mais peut être réalisée sous anesthésie générale selon l'importance des lésions oculaires associées. Une surveillance rigoureuse post-opératoire est nécessaire pour s'assurer qu'aucune complication ne se développe secondairement.

— QUESTION N° 121 —

Est-il nécessaire de se faire opérer de la cataracte ?

Lorsque l'opacification du cristallin est devenue importante (cf. question N° 74) après des années de déséquilibre glycémique, l'intervention pour une cataracte uni ou bilatérale est utile non seulement au plan du confort visuel mais encore au plan de la surveillance rétinienne puisque cette opacification gêne l'observation de la rétine au fond d'œil. Elle est donc fréquemment proposée par les diabétologues tant aux patients diabétiques de type 1 que de type 2.

La chirurgie de la cataracte chez le diabétique est ainsi très régulièrement réalisée mais elle nécessite toutefois quelques précautions en raison du risque d'aggravation d'une rétinopathie sous-jacente.

On recommande généralement la technique de l'extraction extra-capsulaire avec implantation d'un cristallin artificiel dans le sac capsulaire. Si l'opacification n'est pas trop importante, une angiographie pré-opératoire apportera des informations utiles au chirurgien, quant à l'état de la rétine. En cas de cataracte obturante, c'est une angiographie de l'iris qui est pratiquée (à la recherche d'une rubéose irienne infraclinique) associée à une échographie (à la recherche d'une hémorragie intra-vitréenne ou d'un décollement de rétine).

Cette intervention se déroule généralement sous anesthésie loco-régionale. L'implant mis en place en remplacement du cristallin, est souple et indolore. Il s'agit d'une lentille correctrice dont la puissance est calculée avant l'intervention pour qu'elle soit adaptée à l'œil du patient. En utilisant des implants multifocaux, 80 % des patients opérés, qu'ils soient emmétropes, myopes ou hypermétropes, retrouvent une vision correcte pour la vie quotidienne sans port de lunettes.

— QUESTION N° 122 —

Qu'est-ce qu'une angioplastie transluminale ?

L'angioplastie transluminale ou endoluminale est une nouvelle forme de traitement non chirurgical des sténoses artérielles. Elle a pour objectif de dilater une artère partiellement occluse par une plaque d'athérosclérose (cf. questions N° 55, 65, 172, et 174) grâce à une sonde dont l'extrémité est pourvue d'un ballonnet gonflable ou plus rarement d'un petit rabot.

Ce geste, qui se déroule en salle d'angiographie, est pratiqué par un chirurgien, un radiologue ou un cardiologue sur un patient qui bénéficie d'une anesthésie locale au point de ponction de l'artère choisie pour faire pénétrer la sonde. Ce choix dépend du site qui doit être traité. Lorsque la sonde est en place, une visualisation de l'obstacle artériel est réalisée par l'injection d'un produit de contraste qui opacifie l'artère et localise précisément le territoire à dilater. Un guide métallique très fin est ensuite introduit dans la sonde, sous contrôle radiologique, jusqu'au niveau de la sténose qui est traversée. Sur ce rail en place, un autre guide muni d'un ballonnet est introduit et poussé jusqu'à la sténose. Le ballonnet est alors gonflé (diamètre de 2 à 4 mm) écrasant la plaque d'athérosclérose sur la paroi du vaisseau, améliorant de ce fait le débit artériel local.

L'angioplastie transluminale s'adresse surtout aux artères du cœur (traitement des angines de poitrine sévères et des infarctus du myocarde), des membres inférieurs (traitement des artérites des membres inférieurs) et éventuellement des vaisseaux du cou (traitement préventif d'un accident vasculaire cérébral).

Même si les succès de cette technique sont importants, il demeure nécessaire après un tel geste, que le patient poursuive un traitement médicamenteux (comme par exemple un anti-agrégant plaquettaire et/ou un vasodilatateur artériel) et veille à éviter toute récidive en équilibrant au mieux ses glycémies, en arrêtant tout tabagisme, en contrôlant ses troubles lipidiques et en gardant une activité physique modérée.

— QUESTION N° 123 —
Qu'est-ce qu'un pontage artériel ?

La technique de pontage artérielle est une chirurgie vasculaire qui s'adresse aux lésions athérosclérotiques artérielles étendues et/ou multiples. Il s'agit d'un geste de revascularisation complexe destiné à compenser une déficience d'un ou plusieurs vaisseaux du cœur ou des membres inférieurs.

Pour effectuer le pontage qui court-circuite l'artère obstruée, les chirurgiens utilisent soit du matériel synthétique (une endoprothèse en Dacron ou en Gore-Tex), soit du matériel autogène (la veine saphène inversée ou dévalvulée, du patient lui-même). Ils réalisent ainsi une dérivation entre deux parties saines d'une artère, en se greffant en amont et en aval de l'oblitération, pour permettre d'irriguer à nouveau correctement les tissus en ischémie.

Les pontages artériels sont proposés en cas de lésions des artères des membres inférieurs ou des artères du cœur :

- **En première intention** : lorsque les sténoses et/ou les oblitérations sont multiples, étagées et étendues ; lorsque les lésions touchent de petites artères (dos du pied) qui ne peuvent pas être dilatées par voie endoluminale.
- **En seconde intention :** après l'échec d'une dilatation endoluminale ; en cas de resténoses itératives malgré des dilatations endoluminales répétées.

Cette technique chirurgicale peut être éventuellement associée à une dilatation endoluminale de l'artère en amont et/ou en aval de la partie opérée, pour optimiser la revascularisation. Elle peut également accompagner une thrombectomie (ablation d'un caillot sanguin endovasculaire) ou une fibrinolyse (cf. question N° 124).

QUESTION N° 124

À quoi sert une fibrinolyse ?

Une fibrinolyse thérapeutique est une accélération du processus naturel de dissolution des caillots intravasculaires à l'origine d'ischémies et/ou d'embolies. Ces médicaments sont appelés des « fibrinolytiques » ou des « thrombolytiques ».

On distingue les thrombolytiques de première génération que sont la streptokinase (Streptase®, Kabinase®), l'urokinase (Urokinase Choay®, Actosolv®) et l'anistreplase (Eminase®) qui sont actuellement peu utilisés, des thrombolytiques de deuxième génération représentés par l'activateur tissulaire du plasminogène (Actilyse®), la retéplase (Rapilysine®) et la tenectéplase (Metalyse®) qui, produits par génie génétique, ont une plus grande affinité pour la fibrine du caillot que les premières molécules.

Les thrombolytiques sont employés en urgence lorsque le caillot sanguin obstrue une artère capitale d'un organe vital. Le thrombose menace alors de détruire l'organe et donc souvent la vie. Les indications de ce traitement sont donc le plus souvent :

- L'infarctus du myocarde pour tenter de reperméabiliser l'artère et limiter la taille de l'infarctus.
- L'embolie pulmonaire massive pour améliorer la reperfusion pulmonaire.
- La thrombose aiguë de prothèse valvulaire mécanique (cardiaque).
- L'occlusion artérielle aiguë d'un pontage vasculaire en cas de contre-indication à la reprise chirurgicale.
- L'accident vasculaire cérébral ischémique dans certaines situations bien précises et seulement dans certains centres hospitaliers très spécialisés.

Pour toutes ces indications, le traitement doit être débuté le plus tôt possible, dans les trois heures suivant l'accident.

La fibrinolyse est toutefois un traitement agressif susceptible de provoquer des hémorragies, justifiant une prescription très encadrée et des contre-indications précises telles que :

- une suspicion de dissection aortique ou de péricardite,
- un ulcère digestif évolutif,
- une intervention chirurgicale récente (dans la semaine précédente),
- une chirurgie intracrânienne ou médullaire dans les six mois,
- un accident vasculaire cérébral hémorragique,

- un traumatisme crânien récent,
- une malformation vasculaire intracrânienne,
- une ponction biopsie profonde non compressible datant de moins de 15 jours (biopsie rénale ou hépatique),
- une hémorragie en cours ou très récente,
- une pathologie sévère de coagulation,
- une grossesse et un accouchement récent,
- une hypertension artérielle sévère non contrôlée,
- la présence d'une rétinopathie proliférative non contrôlée fait discuter l'intérêt de la fibrinolyse au regard des risques d'hémorragies oculaires et de cécité secondaire, en balance avec la gravité de la pathologie vasculaire aiguë (par exemple de l'infarctus du myocarde).

QUESTION N° 125

Qu'est-ce qu'un stent ?

Un stent est un très fin treillis métallique cylindrique, de la forme d'un petit ressort, que l'on place à l'intérieur d'une artère pour maintenir son calibre au diamètre idéal. C'est une endoprothèse vasculaire.

Les stents sont placés dans les vaisseaux selon la même technique que celle développée lors d'une angioplastie transluminale (cf. question N° 122). Ils sont sertis sur un ballonnet qui sera gonflé après avoir été positionné au niveau de la sténose artérielle. Le ballonnet écrase ainsi la plaque d'athérome sur les parois vasculaires et place de ce fait la prothèse qui va maintenir la dilatation obtenue. En effet, l'angioplastie seule se solde généralement après quelques années, par l'apparition d'un nouveau rétrécissement dû à l'élasticité de la paroi et à de nouveaux dépôts sur les plaques écrasées. Lorsque le stent est en place, le ballonnet est dégonflé et la sonde retirée. Le stent ne rouille pas, ne se dégrade pas, ne se détache pas de la paroi, n'entraîne pas de réaction de rejet et n'est pas détecté par les portiques de sécurité dans les aéroports.

Il existe actuellement de nouveaux stents, dits « stents imprégnés », qui bénéficient à leur surface d'un médicament cytotoxique (le sirolimus ou le taxol) empêchant la formation de caillots sanguins, donc une resténose, après leur dépose. Ils semblent donc plus efficaces que les précédents mais il faut surveiller à long terme les effets secondaires possibles induits par la présence permanente dans le sang, d'une faible dose de cytotoxiques.

Les stents sont posés sur les mêmes axes vasculaires que ceux explorés et traités par l'angioplastie transluminale : artères du cœur, des membres inférieurs et des vaisseaux du cou.

— QUESTION N° 126 —

Qu'est-ce qu'une amputation transmétatarsienne ?

Le pied du diabétique souffre comme l'ensemble du corps, de l'hyperglycémie chronique. Sa fragilisation est ainsi secondaire aux complications chroniques du diabète telles que l'artérite des membres inférieurs, la neuropathie sensitive, les surinfections bactériennes ou mycosiques chroniques. Le risque d'amputation chez un patient diabétique est de ce fait, quinze fois plus élevé que chez le non diabétique.

Une amputation est une ablation chirurgicale de tissus mortifiés tant osseux, que musculaires et cutanés. On parle d'amputation transmétatarsienne lorsque le geste chirurgical ne dépasse pas l'articulation métatarso-phalangienne du pied, c'est-à-dire que l'intervention emporte un ou plusieurs orteils mais s'arrête à la jonction de l'orteil avec le dos du pied au niveau de l'articulation de Lisfranc.

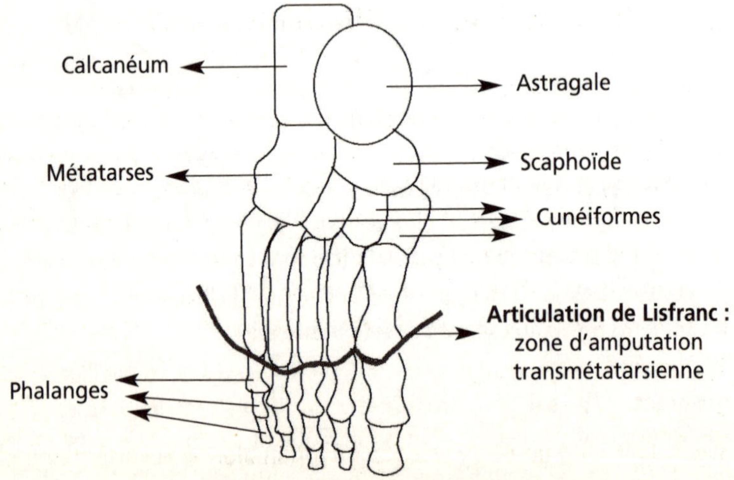

SCHÉMA SIMPLIFIÉ DES OS DU PIED : VUE DE HAUT

Ce geste est envisagé soit en urgence devant une ischémie aiguë dépassée (après une embolie artérielle n'ayant pas bénéficié d'une thromobolyse, d'une désobstruction endoluminale ou d'un pontage), soit dans un contexte d'artériopathie oblitérante des membres inférieurs de stade III et IV. Les indications des amputations transmétatarsiennes sont généralement les suivantes :

- une ulcération traînante, atone, creusante, surinfectée d'un ou plusieurs orteils, résistante aux soins locaux et aux antalgiques chez un artéritique de stade III à IV (souvent secondaire à un mal perforant plantaire),
- une gangrène d'un ou plusieurs orteils,
- une ostéite phalangienne d'un ou plusieurs orteils (souvent secondaire à un mal perforant plantaire),
- une momification nécrotique d'un ou plusieurs orteils.

Un des problèmes de ce type de chirurgie tient à la difficulté d'obtenir une bonne cicatrisation post-opératoire en raison de l'importance de l'artérite. De ce fait les chirurgiens n'amputent généralement pas à la limite des lésions mais plutôt à l'endroit où les chances de cicatrisation paraissent être maximales. Par ailleurs, si les lésions artérielles visualisées à l'artériographie le permettent, une intervention revascularisatrice en amont (dilatation endoluminale, pontage) est habituellement proposée pour améliorer le lit d'aval et éviter d'autres amputations ultérieures.

— QUESTION N° 127 —

Qu'est-ce qu'une amputation transtibiale ?

L'amputation transtibiale est une chirurgie emportant le pied ainsi qu'une partie de la jambe, le plan de coupe se situant généralement au tiers supérieur du tibia pour que le diabétique puisse bénéficier sans difficulté d'un appareillage prothétique qui sera fixé autour du genou. Cette amputation majeure est indiquée lorsque :

- les gestes habituels de revascularisation sont contre-indiqués,
- la revascularisation est impossible au regard de l'artériographique et que les traitements médicaux se sont avérés inefficaces,
- la chirurgie de revascularisation est un échec visualisé par l'apparition d'une gangrène.

Il s'agit donc d'un geste de seconde intention alors que l'artérite du diabétique continue d'évoluer en raison d'une hyperglycémie persistante, d'un tabagisme non arrêté, d'une dyslipidémie non contrôlée, d'une absence d'exercice physique. Si le terrain vasculaire est très dégradé, cette intervention peut même être complétée plus tard par une amputation mi-cuisse, chirurgie lourde de dernier recours. Cette décision est alors généralement le fruit d'une concertation multidisciplinaire (diabétologue, chirurgien, kinésithérapeuthe, prothésiste, patient et famille) et tient compte des objectifs fonctionnels du diabétique.

QUESTION N° 128

On me propose de traiter mon impuissance par des injections dans le pénis : est-ce dangereux ?

La découverte d'une impuissance organique chez un diabétique (cf. question N° 45) s'accompagne le plus souvent d'une prise en charge thérapeutique, autant que possible adaptée aux besoins du patient. Les injections intra-caverneuses de prostaglandine PGE1 (par exemple : Caverject®, Edex®), ou d'alpha-bloquant adrénergique (Icavex®) font partie de cet apport thérapeutique.

La technique consiste à injecter directement dans l'un des deux corps caverneux (qui sont des réservoirs se remplissant de sang pour assurer l'érection de la verge) un médicament vasodilatateur qui provoquera une érection en quelques minutes (5 à 10 minutes). Cette injection utilise une aiguille très courte et très fine qui la rend pratiquement indolore. Il faut piquer dans l'un des deux corps caverneux, à droite ou à gauche, entre le gland et la racine de la verge en enfonçant perpendiculairement toute l'aiguille afin d'éviter d'injecter le produit en sous-cutané. Après le retrait de l'aiguille, une légère compression doit être exercée 2 minutes environ pour prévenir tout risque d'hématome. Bien entendu un petit apprentissage avec un médecin est nécessaire, notamment pour éviter de piquer dans les vaisseaux, le gland ou l'urètre dans la partie inférieure de la verge.

L'érection se produit en 5 à 10 minutes et peut durer 1 à 2 heures, même après que l'éjaculation a eu lieu ! Il faut bien comprendre que cette érection « chimique » a lieu même sans excitation ou désir dès lors que l'injection a eu lieu. De ce fait, après un rapport satisfaisant, l'érection peut encore durer « mécaniquement ». Le risque est qu'elle perdure plus de 3 heures, constituant un priapisme, qui nécessite alors une évacuation par ponction des corps caverneux, qui sera effectuée par le médecin (urologue ou angiologue) de garde. Il est généralement conseillé de ne pas faire plus de deux injections par semaine, mais elles sont possibles sur des années, jusqu'à 80 ou 90 ans ! Ces médicaments sont partiellement pris en charge par la sécurité sociale (35 %).

— QUESTION N° 129 —

Est-il vrai que l'on peut poser des prothèses dans le pénis ?

Lorsque les traitements médicamenteux par voie orale ou par auto-injection ne donnent aucun résultat en raison d'une importante atteinte vasculaire et neurologique locale, les chirurgiens urologues peuvent effectivement mettre en place des prothèses péniennes.

La plupart des prothèses actuellement proposées sont gonflables, c'est-à-dire qu'une petite pompe située dans les bourses ou à la base du pénis, contrôle la rigidité de la prothèse. Cette pompe permet de remplir de liquide physiologique un cylindre implanté dans chaque corps caverneux, entraînant l'érection à la demande. Avant de faire la démarche pour susciter une telle intervention, il faut avoir conscience que ces deux prothèses cylindriques en silicone sont mises à la place du tissu érectile des corps caverneux, entraînant de ce fait, sa destruction définitive.

Le peu de complications post-opératoires signalées après la pose d'une prothèse concernent des infections locales, des fuites de liquide de remplissage ou des pannes mécaniques de la pompe qui nécessitent parfois un changement de tout ou partie du montage.

— QUESTION N° 130 —

Une femme diabétique peut-elle prendre une pilule contraceptive ?

On distingue deux classes de pilules contraceptives : les pilules estroprogestatives et les pilules progestatives pures.

La prise de contraceptifs estroprogestatifs peut parfois poser quelques problèmes aux femmes diabétiques en raison de l'effet diabétogène des œstrogènes. C'est pourquoi les médecins étaient autrefois assez réticents à la prescription de cette classe pharmacologique dans cette indication. Actuellement, les progrès pharmacologiques réalisés pour les pilules de « troisième génération », permettent de proposer aux femmes diabétiques des doses d'éthinylestradiol très faibles donc peu déstabilisantes au plan glycémique. Les pilules estroprogestatives dites « minidosées » sont ainsi régulièrement prescrites aux diabétiques à la condition qu'elles bénéficient d'une surveillance clinique et biologique stricte aux fins d'éviter l'apparition de complications dont les principales sont les suivantes :

- risque de phlébite notamment en cas de tabagisme,
- possible augmentation du poids,
- possible augmentation des triglycérides,
- possible rôle hypertensif, notamment après 35 ans.

Les femmes diabétiques ne peuvent donc utiliser une pilule minidosée en estroprogestatifs, que si :

- elles sont bien équilibrées au plan glycémique,
- leur bilan lipidique est normal,
- leur pression artérielle est normale,
- elles ne fument pas,
- elles n'ont pas d'atteinte rénale, oculaire ou cardiaque,
- elles n'ont aucun antécédent de phlébite.

La prise de contraceptifs microprogestatifs peut par contre, être proposée aux femmes diabétiques présentant des contre-indications aux estroprogestatifs. En effet, une pilule progestative est bien tolérée au plan glycémique et n'interfère pas avec les équilibres métaboliques en jeu dans le diabète. Pour être efficace au plan anticonceptionnel, elle doit toutefois être prise quotidiennement, sans arrêt mensuel, et elle est parfois moins bien tolérée (irrégularité des cycles, hémorragies en dehors de règles, absence de règles pendant quelques mois, parfois douleurs des seins).

— QUESTION N° 131 —

Quand peut-on proposer un stérilet à une femme diabétique ?

Un dispositif intra-utérin ou « stérilet » est un petit dispositif de plastique en forme de T, que l'on place dans la cavité utérine. La partie inférieure de la tige est munie d'un fil qui dépasse au niveau du col utérin pour permettre son retrait par une petite traction vers le vagin. Un stérilet peut rester en place 3 à 5 ans selon les modèles. On distingue :

- des stérilets en cuivre, sur lesquels un fil de cuivre est enroulé sur la branche verticale du T plastifié,
- des stérilets hormonaux, qui ont un réservoir sur la tige verticale contenant un progestatif qui diffusera dans l'utérus grâce une membrane adaptée.

Le stérilet irrite mécaniquement la muqueuse utérine et déclenche une réaction inflammatoire, qui rend l'utérus inapte à la nidation d'un ovule fécondé. C'est un moyen de contraception simple, efficace et sans danger. Toutefois, le stérilet est contre-indiqué chez la femme diabétique dans les situations suivantes :

- important déséquilibre glycémique (risque d'infection génitale),
- mycoses vaginales répétées (risque de diffusion infectieuse utérine),
- malformations utérines découvertes à l'échographie,
- fibromes utérins (saignements très importants),
- antécédents de grossesse extra-utérine,
- absence de grossesse (on ne pose un stérilet qu'aux femmes ayant déjà eu au moins un enfant).

— QUESTION N° 132 —

Est-il vrai que les infiltrations de cortisone sont strictement interdites au diabétique ?

La cortisone ou corticoïde est un médicament qui favorise l'apparition d'une hyperglycémie (cf. question N° 33) qu'il s'agisse d'une prise par la bouche, par voie veineuse, par voie intramusculaire, par infiltration intra-articulaire et même par voie transcutanée (après application de pommade). En effet, outre son action anti-inflammatoire pour laquelle ce médicament est proposé, la cortisone augmente la néoglucogenèse hépatique et aggrave l'insulinorésistance tissulaire.

Les médecins appréhendent donc son utilisation chez les diabétiques dont les glycémies peuvent être fortement déséquilibrées lors de leur utilisation et même quelques jours après leur arrêt. Pour autant, les infiltrations intra-articulaires de cortisone ne sont pas interdites aux patients diabétiques tant leur efficacité anti-inflammatoire est soulageante dans les maladies rhumatismales. Il faut simplement anticiper le possible déséquilibre glycémique généré par ce geste et modifier rapidement l'insulinothérapie du patient dès la moindre élévation glycémique avant que le « dérapage » ne soit plus contrôlable facilement. Pour ce faire, le contrôle des glycémies capillaires doit être plus fréquent et l'utilisation compensatrice d'un analogue rapide de l'insuline est recommandée. Généralement, rhumatologues, médecins généralistes et diabétologues se concertent avant cette décision thérapeutique pour que le patient soit bien encadré pendant le geste et aidé dans son auto-surveillance par des protocoles adaptés. En principe on préfère que les glycémies du patient diabétique soient bien équilibrées avant toute infiltration, pour faciliter l'optimisation du contrôle métabolique après le geste.

— QUESTION N° 133 —

Qu'est-ce qu'un pancréas artificiel ?

Un pancréas artificiel est le couplage d'une pompe à insuline implantable (cf. question N° 118) avec un capteur de glucose. Ce dernier est capable de mesurer la glycémie instantanément et d'adapter automatiquement, grâce à une programmation électronique, le débit de la perfusion en insuline.

La première pompe couplée a été posée en France en octobre 2000 par une équipe de Montpellier. Plus que d'un véritable traitement, il s'agissait surtout d'expérimenter la technique chirurgicale et la tolérance des matériaux (recherche de la biocompatibilité optimale) : pompe en position intra-abdominale, implantation du capteur dans l'oreillette droite et connexion entre les deux par un petit câble électrique sous-cutané. Aujourd'hui, quatre centres français (Marseille, Montpellier, Strasbourg, Toulouse) ont développé ce type d'implantation pour une trentaine de patients environ. Beaucoup de problèmes limitent la diffusion de ce traitement : le coût prohibitif, la fiabilité des capteurs, la connexion informatique...

— QUESTION N° 134 —

Quand propose-t-on une greffe de pancréas ?

Une greffe de pancréas est un geste chirurgical lourd qui vise à remplacer l'organe malade par celui d'un donneur décédé. Il s'agit d'un pancréas entier et il est donc nécessaire d'empêcher que la sécrétion des sucs digestifs lèse les tissus adjacents. Les chirurgiens effectuent donc soit une dérivation de cette sécrétion exocrine dans la vessie ou l'intestin, mais ceci provoque parfois des irritations locales, soit une injection de Néoprène dans le canal pancréatique pour en bloquer la sécrétion. Bien que de nombreux tests de compatibilité soient réalisés pour s'assurer du succès de cette greffe, le problème principal de cette intervention reste le risque de rejet. Un traitement immunosuppresseur est donc impératif pour limiter cette menace et par conséquent, la plupart des équipes chirurgicales préfèrent tenter de coupler la greffe de pancréas à celle d'un rein. Aujourd'hui, la greffe de pancréas est donc réservée aux diabétiques en insuffisance rénale terminale, dialysés.

En post-opératoire environ 80 % des greffés n'ont plus besoin d'injection d'insuline, ni de dialyse. Bien entendu il leur faut toutefois prendre un traitement immunosuppresseur à vie. Des rejets sont constatés dans environ 5% des cas.

— QUESTION N° 135 —

Qu'est-ce qu'une greffe d'îlots ?

Une greffe d'îlots pancréatiques n'a techniquement rien à voir avec une greffe de pancréas et de rein. Elle est à la fois plus simple et moins dangereuse au plan opératoire et beaucoup plus sophistiquée au plan de la technique préparatoire.

La simplicité opératoire est inhérente à la réalisation de la greffe elle-même qui consiste en l'injection dans le foie, d'îlots de Langerhans extraits de pancréas de plusieurs donneurs humains (généralement des sujets en état de mort cérébrale). Pour ce faire, les équipes médicales utilisent soit la veine ombilicale permettant d'accéder à la veine porte, soit la voie transhépatique percutanée (c'est-à-dire la ponction directe du foie au travers de la peau) sous contrôle radiologique et sous anesthésie locale. L'injection ne dure que 5 minutes et l'hospitalisation n'excède pas deux jours.

La complexité scientifique provient de la procédure préalable qui est nécessaire à la préparation du greffon injecté dont la composition comprend environ 800 000 îlots de Langerhans provenant en moyenne de trois donneurs par patient. Par ailleurs pour que cette transplantation particulière puisse être efficace, il faut parfois réaliser 2 ou 3 injections à un mois d'intervalle et les patients doivent tous prendre des immunosuppresseurs à vie comme dans le cas d'une greffe complète de pancréas.

Les premiers résultats semblent prometteurs, mais le problème du nombre de donneurs limite bien entendu la diffusion de cette technique. Il est toutefois possible qu'à l'avenir, une des réponses à cette restriction soit la culture de cellules souches embryonnaires.

— QUESTION N° 136 —

On me parle de possible dialyse rénale, qu'est-ce que c'est exactement ?

La microangiopathie (cf. question N° 65) qui s'installe après un déséquilibre prolongé des glycémies est à l'origine d'une atteinte du glomérule rénal (cf. question N° 25) qui peut se solder par une insuffisance rénale terminale (cf. question N° 8). Cette altération définitive du rein, désignée sous le terme de néphropathie diabétique de stade 5 (cf. question N° 71), nécessite alors une épuration « extra-rénale » du sang, que l'on appelle la dialyse. Il s'agit de remplacer non seulement la perte des capacités de filtration du glomérule dont la membrane basale est épaissie, mais encore les échanges ioniques du néphron dont le remodelage secondaire à la glycation intrarénale empêche toute épuration efficace du sang.

Deux formes de dialyse peuvent être proposées aux patients : l'hémodialyse et la dialyse péritonéale. Cette dernière ne sera pas abordée ici car il est exceptionnel de l'utiliser chez les diabétiques en raison des risques infectieux potentiels posés par le cathéter permanent laissé dans le péritoine (risque de péritonite).

L'hémodialyse est donc la technique usuellement employée chez les diabétiques. Elle nécessite au préalable une petite intervention réalisant sur un bras une fistule artérioveineuse, pour que l'abord veineux soit facile pour les infirmières et indolore pour le patient. La dialyse consiste en une aspiration du sang prélevé sur la fistule pour alimenter une circulation extra corporelle vers un appareil possédant une membrane artificielle semi-perméable qui assurera l'épuration sanguine. Cette membrane permet des échanges ioniques et protéiques entre le plasma du patient et le liquide de dialysat de la machine. Le sang épuré est ensuite réinjecté dans le corps du patient. Il faut environ quatre heures pour que toute la masse sanguine soit ainsi filtrée. Cette procédure doit être répétée trois à quatre fois par semaine pour compenser le déficit fonctionnel des reins et protéger efficacement le corps. L'hémodialyse peut être réalisée dans un hôpital, dans une clinique, dans une unité d'autodialyse décentralisée ou même à domicile.

QUESTION N° 137

La thérapie génique a-t-elle un intérêt pour les diabétiques ?

La thérapie génique est un domaine médical extrêmement intéressant mais beaucoup trop récent pour que des applications directes puissent être actuellement proposées aux diabétiques. Chaque année de nouveaux gènes codant pour des protéines impliquées dans le métabolisme glucido-lipidique sont identifiés et constituent autant de potentialités thérapeutiques. Ces découvertes sont ainsi à l'origine de quelques projets, parmi lesquels nous retiendrons les trois concepts suivants :

- La transplantation chez le diabétique de cellules bêta de Langerhans (cf. question N° 15) dont la surface a été dépourvue de l'antigène GAD grâce à l'introduction d'un « transgène antisens ». La réintroduction de tels îlots dans le corps du diabétique permettrait d'éviter la fabrication d'anticorps anti-îlots, donc la rechute du diabète auto-immun.
- La tolérisation qui empêche les lymphocytes T de reconnaître l'antigène GAD et donc évite la destruction des cellules bêta. Pour ce faire on administre la protéine GAD par voie orale afin d'essayer d'induire une tolérance corporelle à l'antigène.
- La stimulation du gène « PDX-1 » des cellules hépatiques pour lui faire sécréter de l'insuline (ce gène existe dans la cellule hépatique de façon naturelle mais il est non fonctionnel physiologiquement). De ce fait le foie deviendrait également un petit pancréas capable de réguler les glycémies.

X - L'activité physique

QUESTION N° 138

Pourquoi faut-il faire des exercices physiques lorsque l'on est diabétique ?

Une activité physique est, selon la définition de l'OMS, un « mouvement corporel produit par les muscles squelettiques entraînant une augmentation de la dépense d'énergie par rapport à la dépense d'énergie de repos ». Il ne s'agit donc pas de sport de compétition ou même d'une activité sportive modérée. La notion d'exercice physique envisagée dans le cadre des maladies métaboliques, doit être considérée dans son acceptation la plus simple : une consommation des glucides sanguins et de réserves (glycogène).

Les cliniciens considèrent que la pratique régulière d'une activité physique est bénéfique pour un diabétique. Ces bienfaits physiologiques se traduisent ainsi, tant chez le diabétique de type 1 que chez le diabétique de type 2, par les effets suivants :

- amélioration de l'insulino-sensibilité,
- diminution de la graisse viscérale,
- baisse des chiffres tensionnels,
- diminution des triglycérides et augmentation du HDL-cholestérol,
- mieux être physique et psychologique.

Les médecins conseillent donc la pratique d'une activité physique régulière (environ trois fois par semaine) à tous les diabétiques, tant son apport en termes de bénéfice pour la santé et d'équilibration des glycémies est important.

QUESTION N° 139

Faut-il prendre des précautions avant de faire du sport ?

Tout exercice physique doit être médicalement préparé puis régulièrement contrôlé. Cette règle de base pour tout un chacun, s'applique bien entendu aux diabétiques : il est en effet possible que ceux-ci présentent des complications cliniques susceptibles de rendre cette activité délicate. En effet, sans bilan préalable, une atteinte silencieuse des coronaires pourrait se traduire par une crise d'angine de poitrine ou un infarctus à l'effort ; une hypertension artérielle non contrôlée pourrait faire naître un œdème pulmonaire ; une rétinopathie proliférante pourrait évoluer vers une hémorragie rétinienne...

Le corps médical insiste donc pour que certains examens préparatoires soient réalisés chez les diabétiques avant d'autoriser la pratique d'une activité physique régulière : fond d'œil, électrocardiogramme au repos et à l'effort, échographie cardiaque, doppler artériel des vaisseaux du cou et des membres inférieurs. Le fait de découvrir une complication spécifique du diabète permettra de proposer une activité physique adaptée au profil du patient, de le guider vers des pratiques moins risquées et de déconseiller celles considérées comme potentiellement dangereuses.

Voici quelques exemples de précautions comportementales proposés à des patients souffrant de diverses complications :

- Lors d'une atteinte podologique : éviter la course à pied, faire attention au chaussage, choisir préférentiellement les exercices en décharge de poids (vélo, piscine...).
- Lors d'une atteinte rétinienne : éviter les sports pouvant causer des traumatismes aux yeux (tennis, squash, boxe), éviter les sports pratiqués en résistance (haltérophilie, lancer de poids, rugby).
- Lors d'une hypertension artérielle : éviter les courses de sprint, choisir des exercices physiques de faible intensité en endurance (natation, randonnées).
- Lors d'une insuffisance cardiaque : éviter les sports pratiqués en résistance, effectuer des exercices sur des temps courts (30 minutes) et de faible intensité, éviter les efforts en hautes altitudes (rester en dessous de 1500 m).

QUESTION N° 140

Quels types d'activités physiques peut-on pratiquer ?

Tous les sports peuvent être pratiqués lorsque l'on est diabétique mais certains sports dangereux par eux-mêmes sont parfois déconseillés aux diabétiques : plongée sous-marine, deltaplane, parachutisme... Toutefois, sous contrôle médical très strict, quelques expériences d'autorisation encadrée sont actuellement menées en France par diverses équipes (en plongée sous-marine notamment), pour montrer que même dans les sports extrêmes, avec de la rigueur, tout est possible.

Bien entendu, la grande majorité des diabétiques ne sont pas des sportifs de compétition. En matière d'équilibre glycémique, seule l'activité physique est recherchée sans directive sportive particulière. D'ailleurs les recommandations des sociétés savantes françaises sont à ce propos très claires : il est conseillé aux diabétiques d'effectuer :

- soit une activité quotidienne douce pendant 30 minutes de type marche lente, nettoyage de la maison, courses dans les magasins,
- soit une activité d'intensité modérée pendant 20 minutes correspondant à une marche rapide, à la descente régulière des escaliers, à la danse (lente), à la pratique de la bicyclette.

QUESTION N° 141

Y a-t-il pour les diabétiques, des règles de sécurité à respecter avant toute activité sportive ?

Lorsqu'une activité physique a été choisie, quelques règles de sécurité doivent être respectées pour prévenir les problèmes spécifiques aux diabétiques :

- adapter son alimentation préalablement à l'effort projeté,
- adapter ses doses d'insuline à l'effort projeté,
- injecter l'insuline dans une zone qui ne sera pas trop sollicitée par l'activité musculaire (pas dans les cuisses avant de faire du vélo par exemple ou pas dans les bras avant de pratiquer de l'aviron),

- vérifier sa glycémie avant de débuter l'exercice,
- contrôler régulièrement sa glycémie durant l'effort, surtout si celui-ci est prolongé, et après l'effort pendant quelques heures (risque d'hypoglycémies tardives),
- avoir du sucre rapide sur soi en permanence ou à portée immédiate de main,
- boire régulièrement avant et après l'activité,
- vérifier l'absence de plaies au niveau des pieds avant et après l'activité et contrôler l'état de ses chaussures,
- toujours inspecter ses pieds après une activité physique.

Il est par ailleurs conseillé aux diabétiques de prévenir leur entraîneur et/ou quelques-uns de leurs amis pratiquant la même activité sportive, de leur état de diabétique. En leur décrivant les quelques signes cliniques évocateurs d'une hypoglycémie et en leur expliquant les réponses simples qui y pallient, les risques pour les diabétiques seront encore minimisés. Dans cet esprit, il leur est également recommandé de porter sur eux leur carte de diabétique.

— QUESTION N° 142 —

Comment connaître ma dépense énergétique lors d'une activité physique ?

Il n'est pas facile d'estimer la dépense énergétique lors d'une activité physique car le coût énergétique intègre des notions de masse corporelle et de dépense énergétique de repos, chacun comprenant bien que l'énergie dépensée pour déplacer un corps de 90 Kg ne sera pas la même que celle assurant le déplacement d'un corps de 40 Kg.

Toutefois, pour simplifier les calculs de dépense énergétique, des tableaux tenant compte de la nature de l'exercice réalisé ont été édités par l'Agence Française Sécurité Sanitaire des Aliments. Pour illustrer ces propos, quelques exemples sont rapportés dans le tableau ci-joint.

Activité	Dépense calorique par heure
Gymnastique douce	170 Kcal
Marche lente	250 Kcal
Cyclotourisme	300 Kcal
Golf	300 Kcal
Marche rapide	350 Kcal
Tennis tranquille	500 Kcal
Nage tranquille	550 Kcal
Ski alpin	600 Kcal
Jogging	700 Kcal

QUESTION N° 143

Peut-on faire de la compétition ?

Le diabète n'est pas une contre-indication à la pratique de la compétition et ce, à quelque niveau que ce soit. On retrouve ainsi des diabétiques dans des compétitions prestigieuses telles que la Coupe Davis, les jeux olympiques, le rallye Paris-Dakar, le Tour de France cycliste, la transat des Alizés, l'ascension du Kilimandjaro !

Il suffit de suivre scrupuleusement les recommandations précédemment décrites, d'avoir beaucoup de rigueur, de bien s'observer et surtout... de beaucoup s'entraîner !

XI - La surveillance

— QUESTION N° 144 —

À quoi sert l'hémoglobine glyquée ?

Le taux sanguin d'hémoglobine glyquée (notée HbA1c) est le pourcentage d'hémoglobine des globules rouges ayant fixé du glucose. Cette « glycation » du globule rouge est proportionnelle au « bain » de sucre dans lequel il se trouve. Plus la concentration sanguine en glucose est forte, plus le taux d'hémoglobine glyqué est élevé. Il s'agit donc d'une mesure indirecte de l'équilibre glycémique du patient diabétique. Le globule rouge vivant environ 120 jours, les résultats de cette analyse permettent de connaître la moyenne glycémique des trois derniers mois.

— QUESTION N° 145 —

Quelles sont les valeurs d'hémoglobine glyquée satisfaisantes pour un diabétique ?

Le développement des complications macroangiopathiques et microangiopathiques du diabétique étant fonction de l'équilibre glycémique, il est extrêmement important que ce dernier soit le meilleur possible. L'HbA1c sert donc de repère biologique pour déterminer l'équilibre du patient et soutenir les éventuelles décisions de modification thérapeutique. Les recommandations de l'ANAES sur la prise en charge du patient diabétique (mars 2000), servent habituellement de guide aux cliniciens :

- **HbA1c inférieure à 6,5 % :** équilibre glycémique satisfaisant. Il n'y a pas lieu de modifier le traitement du patient.
- **HbA1c supérieure à 8 % :** équilibre glycémique insatisfaisant. Il est recommandé de modifier tout ou partie du traitement.
- **HbA1c entre 6,6 % et 8 % :** équilibre glycémique moyen. Une modification du traitement peut être envisagée en fonction de l'appréciation par le clinicien du rapport avantages/inconvénients du changement de traitement envisagé.

	Hémoglobine glyquée (HbA1c)
Bon contrôle	≤ 6,5 %
Contrôle moyen	> 6,6 % et ≤ 8 %
Contrôle mauvais	> 8 %

QUESTION N° 146

Y a-t-il des équivalences entre l'hémoglobine glyquée et la glycémie ?

Les dosages de l'hémoglobine glyquée, qui s'expriment en pourcentage d'hémoglobine du globule rouge ayant subi un « sucrage » sanguin, ne sont généralement pas très compréhensibles pour le patient. Pour que ce dernier puisse interpréter plus facilement ses résultats, l'ANAES, sur la base des résultats du Diabetes Control and Complications Trial, a proposé un tableau d'équivalence glycémique qui peut servir de guide.

HbA1c	Moyenne glycémique
6 %	1,20 g/l
7 %	1,50 g/l
8 %	1,80 g/l
9 %	2,10 g/l
10 %	2,40 g/l

— QUESTION N° 147 —

Pourquoi parle-t-on de bon et de mauvais cholestérol ?

Les graisses alimentaires, insolubles dans l'eau, ont besoin pour être miscibles dans le sang, d'être transportées par des protéines que l'on appelle des apoprotéines. Ces combinaisons graisses-protéines, désignées sous le terme de « lipoprotéines », contiennent du cholestérol, des triglycérides et des protéines à des concentrations variables. Leurs dénominations, différentes selon leur pourcentage en acides gras, sont alors les suivantes :

- **Chilomicrons :** fabriqués par les cellules de l'intestin grêle immédiatement après l'alimentation, sont constitués presque exclusivement de triglycérides.
- **VLDL :** fabriqués par le foie, sont formés en majorité de triglycérides.
- **LDL :** fabriqués par le foie, sont formés en majorité de cholestérol.
- **HDL :** fabriqués par le foie et les cellules intestinales, sont formés en majorité de protéines et faiblement de cholestérol.

Le LDL-cholestérol est appelé « mauvais cholestérol » car il est responsable de la formation de l'athérosclérose qui bouchera ultérieurement les artères.

Le HDL-cholestérol est appelé le « bon cholestérol » car sa fonction est d'épurer les tissus du cholestérol en excès et de le transporter vers le foie pour être ensuite éliminé.

Circuit et métabolisme des graisses alimentaires

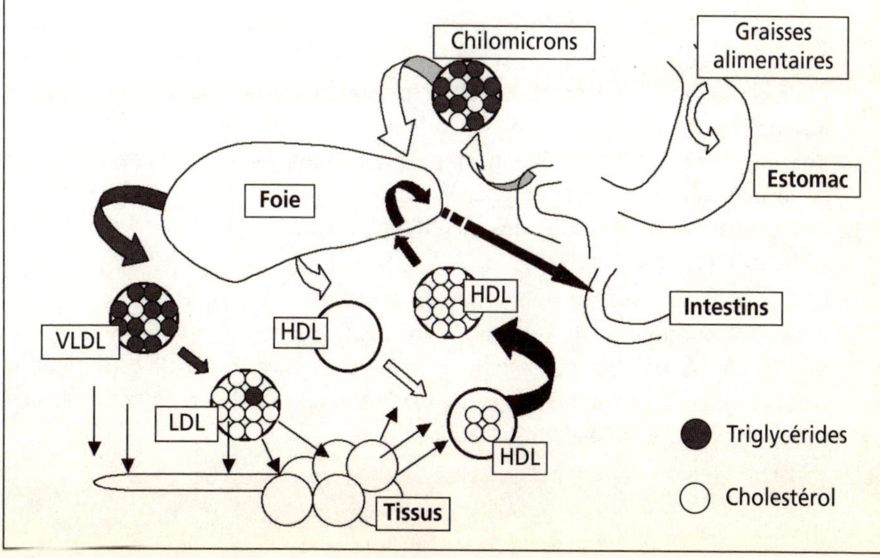

Une diminution des graisses animales, riches en acides gras saturés et polyinsaturés (le LDL-cholestérol) est bénéfique au plan vasculaire en permettant une diminution des facteurs de risque cardiaque (cf. question N° 67).

À l'inverse, un enrichissement du régime alimentaire en graisses d'origine végétale telles que les huiles (olive, arachide, colza), riches en acides gras monoinsaturés (le HDL-cholestérol), est protecteur au plan cardiovasculaire et permet une amélioration significative de la sensibilité à l'insuline.

— QUESTION N° 148 —

Pourquoi demander la recherche de protéines dans les urines ?

L'exploration régulière de la fonction rénale du diabétique est capitale pour rechercher l'installation d'une néphropathie (cf. question N° 71). Elle permet d'évaluer le degré d'altération des glomérules (cf. question N° 25) et détermine le niveau d'intervention thérapeutique éventuelle.

Pour exercer cette surveillance rénale, les cliniciens disposent de deux dosages : la recherche d'une protéinurie et la mesure de la créatininémie.

- La recherche d'une protéinurie est la quantification des protéines éliminées par le diabétique dans ses urines de 24 heures. Ce dosage biochimique est toutefois peu précis puisqu'il ne dépiste la présence de protéines qu'au-delà d'un seuil de 300 mg/24heures. C'est la raison pour laquelle on affine cette recherche en pratique clinique, par le dosage de la microalbuminurie qui détecte une « micro-quantité » de protéines dans les urines c'est-à-dire la présence d'un taux de protéines entre 30 et 300 mg/24heures. Souvent, par commodité, la mesure de la microalbuminurie est effectuée sur un échantillon matinal des urines et ce n'est qu'en cas de positivité, qu'une mesure de référence sur les urines de 24 heures, est pratiquée.
- Le dosage de la créatininémie et mieux, le calcul de la clairance de la créatininémie (cf. question N° 8), sont des reflets de la qualité de la fonction d'épuration rénale. Ils permettent d'estimer le degré de progression de la néphropathie diabétique et de calculer les doses de médicaments que l'on peut proposer sans risque de toxicité, au diabétique exploré.

Ces analyses sanguines et urinaires ont une traduction pratique en thérapeutique. En effet, en deçà de 100 mg/24 heures de microalbuminurie, un bon contrôle de la glycémie permet de faire régresser la fuite urinaire de protéine et conduit à une amélioration de la fonction rénale. Par ailleurs, en présence d'une microalbuminurie ou d'une légère augmentation de la créatininémie, la prescription d'un médicament antihypertenseur (inhibiteur de l'enzyme de conversion de l'angiotensine ou un antagoniste de l'angiotensine II), alors même que la tension artérielle est normale, permet une certaine réversibilité des lésions ou, à tout le moins, une stabilisation de celles-ci.

— QUESTION N° 149 —

Quel intérêt y a-t-il à consulter un podologue ?

Selon l'article L4322-1 du code de la santé publique, « seuls les pédicures-podologues ont qualité pour traiter directement les affections épidermiques, limitées aux couches cornées et les affections unguéales du pied, à l'exclusion de toute intervention provoquant l'effusion de sang. Ils ont également seuls qualité pour pratiquer les soins d'hygiène, confectionner et appliquer les semelles destinées à soulager les affections épidermiques ».

L'objectif podologique du diabétique étant de conserver ses deux pieds intacts le plus longtemps possible, la consultation chez un podologue répond à cette préoccupation grâce aux fonctions préventives et curatives de ce professionnel.

Lors du diagnostic initial de diabète, il est souvent conseillé de prendre contact avec un podologue pour un premier « bilan » local. Ce dernier analysera alors l'état cutané (mycose unguéale, sécheresse, fissures, hyperkératose, durillons, callosités...), explorera la statique plantaire grâce à un podoscope, analysera les potentiels appuis anormaux (pieds creux, orteils en marteau, zone de frottement en regard de la face dorsale des métatarsiens ou de la pulpe). C'est à l'occasion de cette première rencontre que des conseils sur les soins de pieds et sur le chaussage seront prodigués au diabétique (cf. question N° 155).

Dans un second temps des soins de pédicurie spécifiquement adaptés aux besoins du patient seront réalisés par le podologue :

- exérèse de cors, de durillons ou de callosités,
- coupe d'ongles préventive ou curative (ongle incarné par exemple),

- confection d'orthèses :
  - orthèses plantaires mises dans la chaussure pour traiter des troubles posturaux,
  - orthoplasties pour protéger un ou plusieurs orteils de frottements anormaux dans une chaussure (appareillage réalisé sur mesure),
  - orthonyxies pour corriger la courbure anormale d'un ongle,
  - onychoplasties (prothèses unguéales) en cas d'anomalie d'un ongle,
  - contentions nocturnes pour limiter certaines déformations d'orteils, comme par exemple l'hallux valgus.

Pour l'instant les consultations podologiques ne sont pas prises en charge par la sécurité sociale, mais de nombreuses expériences régionales ou départementales sont menées en France pour tenter de remédier à ce problème (cf. question N° 200).

XII - L'auto-surveillance

— QUESTION N° 150 —

Un diabétique de type 2 utilisant des comprimés doit-il surveiller aussi sa glycémie au doigt ?

La surveillance glycémique capillaire a plusieurs intérêts : déterminer un niveau de glycémie dans des circonstances particulières (sensation de malaises, contrôle avant ou après un effort physique) qui permet d'adopter un comportement alimentaire spécifique, donner une moyenne glycémique quotidienne justifiant le bien fondé du traitement en cours, évaluer l'efficacité du traitement insulinique et autoriser des modifications posologiques. Généralement ces contrôles sont effectués par le diabétique de type 1 qui quotidiennement, adapte ses doses d'insuline en fonction de ses glycémies.

Le diabétique de type 2, qui traditionnellement ne fait pas ces contrôles, aurait pourtant également bénéfice à les réaliser. En effet les glycémies capillaires lui permettent :

- de comprendre l'origine de certains des petits troubles qui peuvent le surprendre (hypoglycémies ou hyperglycémies atypiques),
- de mieux connaître son corps en analysant les effets d'un aliment ou d'un mets particulier sur sa glycémie,
- de savoir si la répartition des comprimés anti-diabétiques oraux qu'il prend est adaptée à ses besoins physiologiques,
- de connaître son équilibre glycémique global avant les résultats de l'hémoglobine glyquée et de réagir plus efficacement au plan thérapeutique avec l'aide de son médecin.

Pour l'ensemble de ces raisons, il est de plus en plus conseillé aux diabétiques de type 2 de surveiller leurs glycémies capillaires. Au début, pour éviter d'adopter une fréquence aussi importante que les diabétiques de type 1, on invite les diabétiques de type 2 à contrôler leur glycémie capillaire 3 fois par semaine à des temps différents (par exemple à jeun le lundi matin, le mercredi à midi et le vendredi soir ; la semaine suivante les contrôles peuvent avoir lieu en post-prandial le lundi à 10 heures, le mercredi à 14 heures et le vendredi à 22 heures). Notées sur un carnet, ces valeurs auront un grand intérêt dans la qualité du suivi du patient, tant pour lui-même que pour son médecin.

— QUESTION N° 151 —

Peut-on surveiller aussi sa tension artérielle ?

L'autosurveillance tensionnelle présente également de nombreux avantages pour le patient diabétique. En effet, comme la glycémie, la tension artérielle fluctue tout au long de la journée pour suivre les événements de la vie quotidienne. Cette variabilité permet au corps d'être en adéquation avec les besoins physiologiques du moment. Par exemple, au cours de la nuit, alors que le corps est au repos et n'a pas besoin de maintenir un important tonus musculaire, la pression artérielle systolique descend physiologiquement vers 10 à 11 mmHg de maxima[4] ; lors d'une activité physique importante telle qu'une course à pied, la pression artérielle s'élève physiologiquement jusqu'à 18 ou 20 de maxima pour permettre d'assurer cet effort musculaire sans difficulté ; lors d'une émotion intense, les hormones du stress (cf. question N° 159) sont responsables d'une poussée tensionnelle qui peut atteindre 25 mmHg de maxima.

Une mesure de la pression artérielle, un jour donné au cabinet du médecin, ne reflète donc que très partiellement la réalité tensionnelle d'un patient. Lorsque ce dernier peut réaliser une automesure périodique de sa tension artérielle, cette surveillance supplémentaire élargit la compréhension de ses troubles et autorise une thérapeutique plus adaptée à ses besoins. Aujourd'hui, on reconnaît donc à l'autosurveillance tensionnelle, les atouts suivants :

- aide au diagnostic d'hypertension artérielle,
- aide à la décision thérapeutique,

[4] *Pour plus de détails sur le chronophysiologie de la pression artérielle voir :* Le corps et ses rythmes, *par Éric Marsaudon, aux éditions Dangles.*

- aide à l'évaluation de l'efficacité thérapeutique,
- aide à l'adaptation du traitement,
- aide à l'éducation du patient avec une répercussion positive sur sa compliance thérapeutique,
- aide à la surveillance des femmes enceintes surtout en cas d'antécédents de pré-éclampsie ou d'hypertension gravidique.

Une fiche d'information est généralement donnée au patient afin que ses mesures se déroulent dans les meilleures conditions possibles. Les conseils figurant sur ce petit document concernent principalement les données suivantes :

- **La technique :**
  - installer l'appareil sur une table,
  - s'asseoir confortablement,
  - se reposer environ 5 minutes,
  - enfiler le brassard gonflable au niveau du bras et ajuster à la hauteur recommandée par le fabriquant,
  - placer le bras sur la table à la hauteur du cœur,
  - actionner la mesure automatique sans bouger pendant le gonflage et le dégonflage du brassard.
- **Les indications :**
  - mesurer la pression artérielle le matin au lever,
  - répéter la mesure le soir au coucher,
  - effectuer ces manœuvres 3 jours de suite.
- **Les données pratiques :**
  - objectifs tensionnels fixés par le médecin,
  - transcription des mesures sur un cahier spécifique,
  - nature et répartition dans la journée du traitement antihypertenseur.

Dans le cadre du programme national de réduction des risques cardiovasculaires, l'AFSSAPS a mis en place un contrôle du marché des appareils d'automesure tensionnelle en étroite collaboration avec la Société Française d'Hypertension Artérielle, filiale de la Société Française de Cardiologie. Il s'agit pour la plupart d'entre eux, d'appareils électroniques permettant une mesure par méthode oscillométrique. Ce contrôle de fiabilité s'est traduit par la publication d'une liste positive de modèles d'autotensiomètres validés par le groupe d'experts à partir de données techniques et cliniques spécifiques pour chaque modèle. Le tableau ci-après reproduit la dernière mise à jour de 2004.

Modèles huméraux	
FABRIQUANT OU MANDATAIRE	NOM DU MODÈLE
A & D	UA 767
A & D	UA 787
A & D	UA 702
A & D	UA 779
Microlife	BP-2BH0
Microlife	BP-3AC1-1
Microlife	BP-3BTO-A
Omron	M5-I (HEM-757-E)
Omron	705IT (HEM759-P-E)
Modèles radiaux	
FABRIQUANT OU MANDATAIRE	NOM DU MODÈLE
A & D	UB 401
Health & life	HL 148
K-JUMP	KP-6120
Microlife	BP-3BU1-3
Omron	R5-I (HEM-630-E)
Omron	637IT HEM-637IT-E

Une liste complémentaire d'une vingtaine d'autres modèles d'autotensiomètres validés par équivalence, peut être retrouvée sur le site de l'AFSSAPS[5]. Cette agence de l'État veillera, par ailleurs, à mettre régulièrement cette liste à jour en fonction des résultats de ses tests sur les nouveaux modèles qui pourront être proposés à la commercialisation. Les diabétiques qui voudraient avoir d'autres renseignements pratiques sur l'automesure tensionnelle, peuvent consulter le très intéressant site internet consacré à ce domaine, mis en place par le Dr Postel-Vinay et une équipe médicale de la Faculté de Médecine Broussais Hôtel-Dieu et de l'Hôpital Georges Pompidou[6].

[5] *www.afssaps.sante.fr/htm/5/indtens.htm*

[6] *www.automesure.com*

QUESTION N° 152

Comment faire pour éviter les atteintes dentaires ?

Les lésions bucco-dentaires sont fréquentes chez les diabétiques déséquilibrés, chez lesquels on déplore aussi bien des gingivites et parodontites, que des caries ou des granulomes (cf. question N° 80). Elles proviennent pour la plupart de deux grandes causes : un déséquilibre glycémique et un défaut de surveillance. En conséquence, pour prévenir les atteintes dentaires du diabétique, dentistes et diabétologues insistent sur les précautions suivantes :

- minimiser la consommation des produits sucrés,
- stabiliser les glycémies au plus proche possible de 1 g/l,
- assurer des mesures d'hygiène régulières telles que le brossage dentaire quotidien,
- arrêter tout tabagisme,
- consulter deux fois par an son dentiste.

QUESTION N° 153

Que faire lorsque l'on découvre de l'acétone dans les urines ?

L'énergie destinée à faire fonctionner le corps est produite par un élément cellulaire important que l'on appelle la mitochondrie. Celle-ci possède de nombreuses enzymes dont l'action combinée est capitale, notamment au sein du cycle de Krebs dit aussi cycle « citrique ». Le glucose, les acides aminés et les acides gras sont ainsi tous oxydés ou phosphorylés pour produire de l'acétyl-Co-enzyme A qui sera déshydrogéné et décarboxylé au sein du cycle de Krebs. S'il n'existe pas assez de glucose dans la cellule pour faire fonctionner le cycle de Krebs, l'acétyl-CoA est transformé en corps cétoniques (béta-hydroxy-butyrate, acétoacétate et acétone).

Les corps cétoniques sont donc fabriqués par l'organisme et éliminés en partie dans les urines à l'occasion d'une carence cellulaire en glucose : lors du jeune et lors d'un déficit en insuline chez le diabétique. Dès lors, la découverte d'acétone (cf. question N° 166) dans les urines d'un diabétique peut s'analyser de deux manières possibles :

- **présence d'acétone (généralement une croix sur la bandelette) et absence de sucre** : il s'agit d'une cétonurie de jeune. Il n'y a pas lieu de s'inquiéter, ni de changer ses doses d'insuline. Cette cétonurie provient d'un déficit en glucose momentané lors de l'alimentation de la journée précédente. Il suffit de rééquilibrer ses repas comme il en avait été convenu préalablement avec les médecins et les diététiciennes.
- **présence d'acétone (deux à trois croix) et de sucre (trois à quatre croix) dans les urines** : il s'agit d'une carence en insuline. Il faut alors impérativement réagir afin d'éviter l'installation d'un coma acido-cétosique (cf. question N° 61). Une glycémie capillaire doit être réalisée et une correction du déséquilibre engagée : rajout en plus du traitement habituel, d'une dose d'insuline ultra-rapide (Humalog® ou NovoRapid®) selon un schéma préalablement entendu avec l'équipe médicale. On propose généralement 4 à 6 unités en sous-cutané si les glycémies sont supérieures à 2,5 g/l avec une croix d'acétone sur la bandelette urinaire ou 8 à 10 unités si les glycémies sont supérieures à 3 g/l avec 2 à 3 croix d'acétone sur la bandelette urinaire. Un contrôle glycémique capillaire et la recherche de sucres et d'acétone dans les urines doivent ensuite être réalisés toutes les 2 heures pour suivre la disparition de cette cétose. En une demi-journée s'il n'y a pas d'amélioration, il est nécessaire d'appeler son médecin. Il est ainsi conseillé de rechercher la présence d'acétone dans les urines dans les circonstances suivantes :
  - une hyperglycémie (entre 2,5 et 3 g/l),
  - des douleurs abdominales inexpliquées,
  - des vomissements,
  - une infection grave,
  - une panne de pompe à insuline portable.

— QUESTION N° 154 —

Quelle collation prendre lors d'une hypoglycémie ?

Lorsque les signes d'hypoglycémie sont identifiés par le diabétique, soit cliniquement en raison de symptômes caractéristiques, soit biologiquement grâce à un contrôle glycémique capillaire, celui-ci doit rapidement consommer une collation adaptée.

Le problème pratique de cette dernière vient du fait que le diabétique ne sait jamais vraiment quelle quantité d'aliment il doit absorber. Il arrive en effet qu'une collation donnée soit efficace certains jours alors qu'elle ne donne aucun résultat probant d'autres jours, dans des circonstances a priori identiques. Par ailleurs, une hypoglycémie est en elle-même, extrêmement anxiogène ce qui explique que le diabétique consomme habituellement un peu plus de sucre que de raison, si les symptômes ne disparaissent pas assez vite.

Il faut donc absorber un sucre rapide pour calmer les symptômes au plus vite, associé à un sucre lent pour éviter qu'ils ne réapparaissent quelques minutes plus tard. La plupart du temps, le resucrage par une solution liquide est plus rapidement efficace que par un solide. On conseille généralement, en supplément du pain ou des barres de céréales, les sucres suivants :

- un verre de Coca cola®,
- un verre de jus de fruit,
- un quart de verre de sirop pur,
- un petit berlingot de lait concentré sucré,
- 3 sucres N° 4,
- 2 cuillères à soupe de miel ou de confiture,
- une barre de pâte de fruit,
- une barre de céréale sucrée au miel et aux fruits secs,
- deux madeleines...

Lorsque le diabétique est inconscient ou s'il est en hypoglycémie sévère incapable de se débrouiller seul, le témoin de ce malaise (conjoint, parent, ami...) peut administrer du glucagon en intramusculaire : généralement une ou deux ampoules, sans s'inquiéter d'être bien dans le muscle (si l'injection se fait dans le tissu souscutané ou en intraveineux, il n'y a aucun risque pour le patient). Bien entendu, il est conseillé, que le patient revienne vite à la normo-glycémie ou pas, d'appeler un professionnel de santé qui pourra expertiser la situation clinique et éventuellement injecter du sérum glucosé en intraveineux, si l'injection de glucagon n'avait pas été suivie d'effet.

— QUESTION N° 155 —

Comment éviter les lésions du pied ?

En provoquant des lésions nerveuses, vasculaires, osseuses et infectieuses, le diabète déséquilibré créé un terrain propice au développement de lésions des pieds dont l'évolution souvent difficile et mal contrôlable, peut conduire à l'amputation. Il importe donc de sensibiliser les personnes diabétiques, non seulement au bon équilibre glycémique, mais encore à une autosurveillance rigoureuse des pieds et à une bonne compréhension des comportements protecteurs.

Les sociétés savantes de diabétologie conseillent dès lors certains gestes nécessaires aux bons soins des pieds et préconisent d'éviter certaines agressions inutiles.

GESTES À ÉVITER
➤ Marcher pieds nus.
➤ Couper les ongles à angles vifs : il est préférable de les limer.
➤ Utiliser un instrument tranchant pour les cors et durillons.
➤ Utiliser des coricides.
➤ Prendre des bains de pieds prolongés.

GESTES RECOMMANDÉS POUR LES SOINS DES PIEDS
➤ Inspecter les pieds chaque jour et s'aider au besoin d'un miroir.
➤ Se faire aider par une tierce personne si besoin.
➤ Signaler à son médecin la moindre lésion.
➤ Laver quotidiennement les pieds à l'eau tiède et au savon.
➤ Bien sécher les pieds après lavage, surtout entre les orteils.
➤ En cas de peau sèche, appliquer une crème hydratante neutre.
➤ Mettre des chaussettes en fibres naturelles et les changer tous les jours.

GESTES RECOMMANDÉS POUR LES CHAUSSURES
➤ Acheter en fin de journée (présence d'un léger œdème).
➤ Avoir plusieurs paires pour varier les points d'appuis.
➤ Limiter les talons à 5 cm de hauteur.
➤ Contrôler l'absence d'objet étranger avant de se chausser.

— QUESTION N° 156 —

Comment éviter l'acido-cétose ?

Une acido-cétose peut survenir dans des circonstances variées, médicalement bien répertoriées, ce qui en facilite la prévention par une bonne éducation des patients diabétiques. Nous retiendrons les principales situations suivantes :

- un arrêt volontaire de l'insulinothérapie,
- un mauvais fonctionnement d'un stylo injecteur d'insuline,
- une panne d'une pompe à insuline portable (surtout la nuit),
- l'absence d'adaptation des doses d'insuline lors d'une augmentation des besoins provoquée par une surinfection quelconque, une fracture, un infarctus du myocarde, un traitement par cortisone.

L'éducation des patients diabétiques permet généralement d'éviter la survenue d'une acido-cétose. Quelques repères leur sont ainsi tracés pour les guider dans leur auto-surveillance, tels que :

- la nécessité de mesures quotidiennes des glycémies et la recherche systématique d'une acétonurie dès que les chiffres glycémiques dépassent 2,5 g/l,
- l'augmentation obligatoire de l'insulinothérapie dès que les glycémies s'élèvent, quitte à utiliser une insuline ultra-rapide en supplément de leur insuline habituelle pour régler un problème ponctuel,
- l'anticipation de l'élévation probable des glycémies dans des situations de stress prolongé, en majorant l'insulinothérapie lente ou semi-lente après discussion avec leur diabétologue,
- la poursuite de l'insulinothérapie en cas de vomissements ou même d'inappétence complète dans un contexte infectieux, car souvent les besoins en insuline sont augmentés.

— QUESTION N° 157 —

Comment éviter un coma hyperosmolaire ?

La survenue d'un coma hyperosmolaire est statistiquement 10 fois moins fréquente que celle d'un coma acido-cétosique. Toutefois, les patients diabétiques et leur famille se doivent de connaître les circonstances cliniques susceptibles de le provoquer afin d'agir efficacement pour l'éviter. Nous retiendrons ainsi les causes déclenchantes suivantes :

- une infection sévère avec une fièvre élevée, sans hydratation compensatrice,
- des diarrhées prolongées chez une personne âgée, sans boisson accompagnatrice,
- des vomissements réguliers, sans boisson possible,
- une prise de diurétique, sans contrôle sanguin régulier,
- un traitement par cortisone, sans surveillance biologique,
- l'âge avancé dans un contexte climatique estival très chaud, en raison d'une diminution de la perception naturelle de la soif chez les personnes très âgées.

Dès lors, il est fortement conseillé à un diabétique de :

- consulter un médecin dès l'apparition d'une fièvre,
- boire régulièrement en été, même sans impression de soif,
- mesurer périodiquement ses glycémies afin d'éviter de laisser des valeurs trop élevées perdurer trop longtemps.

— QUESTION N° 158 —

Comment éviter l'hypoglycémie ?

La survenue d'une hypoglycémie est généralement secondaire à un comportement particulier du diabétique que l'on peut tenter de corriger. Certes, certaines hypoglycémies peuvent apparaître sans explication notable, mais elles sont rares et il demeure toujours judicieux d'analyser les circonstances de leur installation tant il est vrai que souvent, une cause peut être identifiée. Nous retiendrons ainsi les principales situations suivantes :

- repas insuffisants ou non pris,

- repas trop retardé après l'injection d'insuline,
- exercice physique non programmé,
- erreur dans la technique d'injection d'insuline,
- erreur dans le calcul de la dose d'insuline,
- augmentation trop brutale de la dose d'insuline (plus de 4 unités par rapport à la dose prévue),
- antidiabétiques oraux (les sulfamides habituellement) trop puissants ou d'action trop prolongée chez des personnes âgées ou insuffisantes rénales,
- prise de certains médicaments (anti-inflammatoires, fibrates, inhibiteurs de l'enzyme de conversion) potentialisant les effets d'un traitement antidiabétique et accélérant la survenue de l'hypoglycémie,
- prise d'alcool potentialisant les effets hypoglycémiants d'un traitement antidiabétique.

Pour éviter les hypoglycémies ou diminuer leur fréquence, le diabétique se doit d'avoir quelques repères simples :

- mesurer la glycémie capillaire à l'occasion d'un symptôme inconnu afin d'en identifier la nature,
- adapter l'insulinothérapie à la glycémie, en n'effectuant généralement les modifications que de deux unités en deux unités au maximum,
- anticiper la diminution de la glycémie provoquée par une activité physique en diminuant à l'avance l'insulinothérapie,
- avoir sur lui en permanence de quoi se resucrer.

Certains diabétiques ont un risque d'hypoglycémie sévère plus important que les autres. Ils doivent donc être avertis et bénéficier d'une surveillance plus intensive. Il s'agit surtout :

- des patients qui ont plus d'une unité par kilo de poids et par jour (par exemple plus de 70 Unités par jour pour un sujet de moins de 70 Kg),
- des patients âgés de plus de 70 ans,
- des enfants de moins de 7 ans,
- des sujets à forte consommation alcoolique,
- des patients diabétiques après une ablation chirurgicale complète du pancréas,
- des patients qui ont une insuffisance surrénalienne, en plus de leur diabète,
- des patients ayant une neuropathie diabétique sévère.

— QUESTION N° 159 —

Le stress influence-t-il mon équilibre glycémique ?

Le stress, quel qu'il soit (fracture, infection sévère, infarctus du myocarde, accident vasculaire cérébral, anxiété, tristesse intense après un décès, licenciement, peur violente...) est vécu par l'organisme comme une agression. Il suscite donc des réactions compensatrices à la fois neurologiques et hormonales qui sont notamment à l'origine d'une augmentation des taux sanguins d'adrénaline, de noradrénaline, de cortisol et de glucagon.

Les catécholamines (adrénaline et noradrénaline) agissent sur le foie et le muscle en mobilisant du sucre de réserve par glycogénolyse, tout en inhibant la sécrétion d'insuline pancréatique. Le glucagon provoque une glycogénolyse hépatique massive et le cortisol stimule la néoglucogénèse hépatique. Ces hormones sont donc toutes très hyperglycémiantes.

Le système nerveux sympathique qui est également mis en jeu dans des situations d'urgences, est responsable des réactions viscérales du stress telles que la dilatation pupillaire, la pilo-érection, la vaso-constriction, la sudation, l'accélération du rythme cardiaque et l'augmentation de la pression artérielle. Par le biais de ses neuromédiateurs, il est également responsable d'une hyperglycémie.

Tout concorde en conséquence pour que le stress soit un important pourvoyeur de déséquilibres glycémiques et notamment d'hyperglycémies. La réponse est donc bien sûr de traiter la cause du stress par des antibiotiques, des antalgiques, des antidépresseurs selon les circonstances, mais également sa conséquence par l'augmentation de l'insulinothérapie chez le diabétique de type 1 et généralement par l'introduction d'une insulinothérapie transitoire, chez le diabétique de type 2.

— QUESTION N° 160 —

Pourquoi ma glycémie à jeun le matin est-elle plus élevée que dans la journée, alors que je n'ai rien mangé depuis la veille au soir ?

Chez certains diabétiques, il arrive parfois, que la glycémie matinale soit élevée au lever, alors que rien ne pouvait laisser penser qu'il en serait ainsi au regard d'une glycémie normale au coucher. Plusieurs raisons peuvent être avancées pour expliquer ce phénomène :

- **Tout d'abord la physiologie elle-même :** le rythme biologique corporel des glycémies est en effet fluctuant au cours de la journée pour anticiper les futures activités physiques prévisibles[7]. Ainsi, la phylogenèse a retenu que le matin au réveil, les premiers hommes devaient avoir une réserve énergétique suffisante pour aller chercher de la nourriture. Ils ne devaient donc pas être en hypoglycémie au réveil et avoir suffisamment de tonus pour se déplacer quelques heures avant de trouver de la nourriture. Au fil des millénaires ont donc été sélectionnés les sujets dont les capacités au réveil étaient les meilleures. Aujourd'hui, ces données sont inscrites dans nos gènes et chez tous les hommes du monde, la surrénale dont l'activité est au repos toute la nuit, sécrète progressivement du cortisol à partir de 04 heures du matin pour atteindre son apogée (on dit son acrophase) entre 07 heures et 10 heures. C'est cette sécrétion en cortisol qui fait l'hyperglycémie matinale nécessaire à toute activité musculaire (cf. questions N° 20 et 23). En d'autres termes le foie assure la nuit une glycémie constante grâce à une glycogénolyse contrôlée par le système hormonal, alors même que le sujet a fini son repas et sa digestion. C'est tout l'intérêt de l'existence du glycogène, sucre de réserve pour les périodes de la journée à distance des repas.

FLUCTUATIONS GLYCÉMIQUES PHYSIOLOGIQUES EN DEHORS DE TOUTE PRISE ALIMENTAIRE

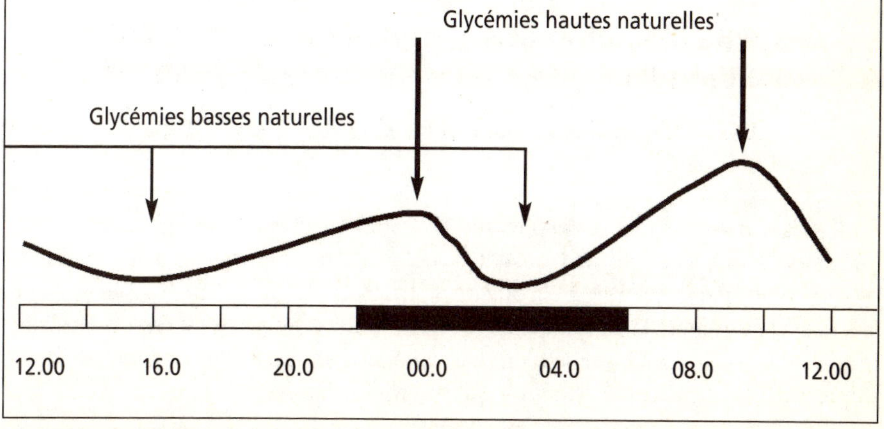

---

[7] *Pour plus de détails voir :* Le corps et ses rythmes, *par Éric Marsaudon, aux éditions Dangles.*

- **Chez le diabétique, ce processus est exacerbé par une altération de la sécrétion en insuline du pancréas** qui normalement empêche que la glycémie matinale soit trop élevée. L'insuline endogène trop faible et le glucagon moins sensible aux effets freinateurs de l'insuline, font que la glycogénolyse hépatique nocturne est bien plus importante chez le diabétique que chez le non diabétique, expliquant leur glycémie matinale plus élevée. Alors que le patient n'a rien mangé entre son coucher et son réveil, le foie a mobilisé trop de sucre la nuit, n'étant plus bien contrôlé par le système hormonal physiologique.
- **Chez le diabétique une autre cause peut expliquer cette hyperglycémie matinale : c'est l'hypoglycémie nocturne.** En effet, compte tenu de la baisse naturelle de la glycémie entre 02 et 04 heures du matin, un léger surdosage en insuline ou en sulfamide en comprimé peut provoquer une hypoglycémie pendant cette période de la nuit. Celle-ci peut très bien ne pas réveiller le diabétique qui sécrète alors sans le savoir, du glucagon de façon réactionnelle. Cette hormone va alors mobiliser le sucre de réserve du foie, généralement de façon excessive car non contrôlée, et provoquer une hyperglycémie matinale secondaire à l'hypoglycémie nocturne. Seule la mesure du sucre et de l'acétone dans les urines du matin (cf. question N° 166), permettra alors de comprendre si c'est bien ce mécanisme qui est en cause dans le constat de l'hyperglycémie matinale.

— QUESTION N° 161 —

Même si je ne change rien dans mes habitudes alimentaires, mon activité physique ou mes doses d'insuline..., mes glycémies sont parfois, soit très hautes, soit très basses, pourquoi ?

Il existe dans l'équilibre glycémique de tout diabétique, des fluctuations à la hausse ou à la baisse, qui ne trouvent pas d'explications claires au plan comportemental. Alors que la quantité et la qualité de l'alimentation sont superposables d'une journée à l'autre, que la dépense énergétique physique est la même depuis plusieurs jours et que les doses d'insuline n'ont pas varié, le diabétique constate une glycémie surprenante. Plusieurs raisons peuvent alors être invoquées :

- **Une injection sous-cutanée d'insuline avec une aiguille mal adaptée (cf. question N° 178).** Lorsque l'aiguille est trop courte, elle dépose l'insuline dans un territoire dermique moins bien vascularisé que le sous-cutané vrai : l'insuline est alors peu absorbée et la glycémie s'élève donc beaucoup plus que prévu. Le lendemain cette petite flaque d'insuline est enfin absorbée alors qu'une nouvelle injection dans un bon territoire a lieu normalement : il en résulte une augmentation non prévue de la dose d'insuline, donc une hypoglycémie surprenant le diabétique.

- **Une injection sous-cutanée d'insuline trop ou pas assez profonde (cf. question N° 179).** Cette fois la longueur de l'aiguille est adaptée à l'épaisseur de la peau du patient, mais lors de la technique d'auto-injection, elle est trop ou pas assez enfoncée. La même problématique d'absorption de l'insuline se pose alors avec les mêmes effets délétères.
- **Une injection sous-cutanée d'insuline dans un territoire cutané inhabituel (cf. question N° 180)** pour le moment de la journée (injection un matin dans la zone « bras » au lieu de la zone « cuisse » pour laquelle la dose avait été fixée habituellement, par exemple).
- **Une injection sous-cutanée d'insuline dans un territoire cutané remanié par une lipodystrophie** perturbant de ce fait, l'absorption de l'insuline.
- **Une injection sous-cutanée d'insuline dans une zone qui va être musculairement sollicitée dans les heures qui suivent :** une injection dans le bras avant un match de basket ou une compétition d'aviron, ou bien une injection dans la cuisse avant un jogging ou une compétition de vélo par exemple, provoquera une absorption de l'insuline beaucoup plus rapide que d'habitude pouvant exposer à des hypoglycémies précoces puis des hyperglycémies tardives.
- **Un retard de la vidange gastrique en raison d'une gastroparésie diabétique** (ralentissement de la contractilité de l'estomac dû à la neuropathie végétative) qui pourra être responsable d'une hypoglycémie post-prandiale précoce car les aliments ne seront pas assez vite digérés et/ou d'une hyperglycémie post-prandiale tardive secondaire à une absorption décalée dans le temps, par rapport à l'effet de l'insuline injectée préalablement.

— QUESTION N° 162 —

Comment se débarrasser des aiguilles de stylos injecteurs et des autopiqueurs ?

Les aiguilles des seringues et stylos à insuline de même que les lancettes des autopiqueurs sont souillées de sang. On considère donc qu'elles représentent un risque de contamination potentielle pour les autres, même si, bien sûr, tous les patients diabétiques ne sont pas porteurs du virus de l'hépatite B, de l'hépatite C ou du virus du syndrome d'immunodéficience humaine (HIV).

Pour éviter ce risque « nosocomial » il est donc instamment demandé aux patients diabétiques de ne pas jeter leurs matériels souillés dans leur poubelle de déchets domestiques, mais de les collecter dans une bouteille plastifiée ou une boîte thermoformée spécifique de couleur vive (rouge ou jaune habituellement). Dès lors, se pose le problème de l'évacuation de ce type de déchets souillés dont la réponse n'est malheureusement pas universelle puisque dépendante des possibilités et des initiatives locales qu'elles soient associatives, professionnelles, urbaines et/ou départementales. On recense ainsi diverses propositions selon les localités :

- mise à disposition d'un collecteur d'objets coupants et tranchants par la mairie permettant aux usagers de jeter, dans une borne fixe, leurs déchets souillés,
- ramassage des boîtes collectrices au domicile de leurs patients par les professionnels de soins (médecins ou infirmières) qui incluent ces boîtes avec leurs propres déchets,
- collecte des boîtes pleines d'aiguilles par les pharmacies de quartier ou les laboratoires de biologie médicale,
- collecte des boîtes pleines d'aiguilles par les centres hospitaliers qui les incluent dans leurs déchets destinés aux incinérateurs.

Les patients diabétiques sont donc contraints de se renseigner auprès des divers professionnels de soins (médecins, infirmières, pharmaciens, biologistes), des associations et des administrations de leur localité, pour connaître les procédures mises en place pour les aider dans ce domaine. L'adhésion à une association de diabétiques locale permet généralement non seulement de se tenir au courant de ce qui se fait dans la ville mais également, d'éventuellement, de faire pression sur les instances locales pour faire avancer ce dossier toujours aussi... épineux !

— QUESTION N° 163 —

Combien de fois par jour dois-je contrôler ma glycémie capillaire ?

Le nombre de contrôles glycémiques capillaires par jour est fonction de nombreux paramètres tels que l'âge, la physiologie (grossesse par exemple), le type de diabète (type 1 ou type 2), l'équilibre global (chiffre d'hémoglobine glyquée), les circonstances du moment (infection, présence d'acétone dans les urines par exemple), les complications chroniques associées...

On admet généralement les quelques grandes règles suivantes (cf. questions N° 185, 186, 187) :

- **en cas d'équilibre global satisfaisant :** un contrôle avant chaque injection d'insuline de la journée afin de pouvoir déterminer les futures doses d'insuline,
- **en cas de déséquilibre glycémique et de recherche des meilleures doses d'insulinothérapie :** contrôle avant et 2 heures après les repas, contrôle au coucher et éventuellement un contrôle supplémentaire dans la nuit (entre 02 et 04 heures),
- **en cas de cétose urinaire :** un contrôle sanguin et urinaire toutes les heures jusqu'à normalisation des glycémies et disparition de l'acétone (sinon appel médical),
- **en cas de grossesse :** un contrôle avant les repas, 2 heures après et un au coucher. Selon les besoins, un test à 10 heures et à 16 heures pourraient être demandés en supplément pendant quelques jours,
- **en cas de diabète de type 2 (cf. question N° 150) :** au début du traitement un contrôle 3 fois par semaine à des moments différents de la journée peut être utile (par exemple avant les repas la première semaine, le lundi matin, mercredi midi et vendredi soir puis la semaine suivante, les mêmes jours en post-prandial),
- **chez les diabétiques très âgés :** un contrôle par jour pourrait suffire sauf en cas de problèmes intercurrents (infection ou canicule par exemple) pendant lesquels, momentanément, plusieurs contrôles quotidiens doivent être effectués pour éviter un coma hyperosmolaire, des hypoglycémies ou une acido-cétose.

Par ailleurs, quel que soit le diabétique, un contrôle glycémique capillaire doit être réalisé lorsqu'un symptôme survient, même si le précédent contrôle date d'il y a seulement une heure ! Il s'agit là pour le diabétique d'identifier clairement la source de ses problèmes pour pouvoir y remédier avant que des troubles plus sérieux ne surviennent. En effet avec l'ancienneté du diabète, certains signes d'hypoglycémies ou d'hyperglycémies évoluent, changent et les diabétiques peuvent même confondre les symptômes et ne plus savoir s'ils sont en hypo ou en hyperglycémie.

QUESTION N° 164

Pourquoi mon médecin insiste-t-il pour que je transcrive sur un carnet les chiffres de mes glycémies ?

La transcription des glycémies capillaires pratiquées par le diabétique soit sur un carnet, soit dans un tableur informatique, voire même sous la forme d'une courbe glycémique quotidienne ou hebdomadaire selon ses envies, est indispensable au médecin traitant ou au diabétologue pour qu'il puisse aider son patient.

En effet cet écrit, en face duquel sont également affichées la dose et la nature (lente, semi-lente, mixte ou rapide) de l'insuline injectée, permet de déterminer si le traitement en cours répond bien aux besoins du patient diabétique. Même si ce dernier a été formé pour interpréter les chiffres glycémiques et adapter sa dose d'insuline (cf. questions N° 185, 186, 187), il n'est pas rare qu'il nécessite un conseil supplémentaire ou un rappel des règles de base. Par ailleurs, il n'est pas non plus exclu que les besoins du patient diabétique changent et qu'il faille modifier les mélanges initialement proposés en raison d'une modification de son rythme de vie.

Signalons enfin que cette transcription est également indispensable au patient lui-même puisqu'il va pouvoir comparer l'efficacité de certaines doses d'insuline sur certains niveaux glycémiques afin de corriger d'éventuels comportements ou au contraire reproduire les bons raisonnements... même si bien sûr, tous les diabétiques savent que le corps n'est pas mathématique et que le parallélisme glycémie-insulinothérapie n'est pas toujours optimal ! (cf. question N° 161).

QUESTION N° 165

Quel appareil d'auto-contrôle glycémique capillaire choisir ?

Le médecin ne choisit pas pour son patient l'appareil d'auto-contrôle glycémique capillaire qui lui faut. Le marché propose aujourd'hui une dizaine d'appareils de fiabilité et d'utilisation comparables permettant aux diabétiques de choisir l'objet qui leur convient le mieux : taille, forme, couleur, largeur de la fenêtre de lecture, taille des caractères chiffrant la glycémie, possibilité de téléchargement sur un ordinateur, vitesse de lecture, facilité de préhension des bandelettes réactives... Ce choix est d'autant plus important que l'appareil ne pouvant être pris en charge financièrement par la sécurité sociale que tous les 4 ans, le diabétique gardera plusieurs années ce compagnon en qui il doit avoir confiance et avec lequel il n'a aucune difficulté de manipulation.

Pour toutes ces raisons, avant toute prescription définitive, la plupart des équipes prenant en charge des sujets diabétiques leur font choisir l'appareil qu'il leur convient le mieux... généralement toutefois, parmi un panel pré-selectionné selon leur propre expérience en matière de fiabilité.

Pour les professionnels de santé (infirmières et médecins) utilisant des appareils de lecture de glycémie capillaire pour surveiller quelques-uns de leurs patients à l'occasion d'une consultation, l'agence française de sécurité sanitaire des produits de santé[8] a édité en mai 2002 une liste de dispositifs recommandés pour éviter un éventuel risque de contamination par exposition au sang. En effet, quelques exceptionnels cas de transmission d'hépatite B et C par l'embase de l'appareil, ont conduit l'AFSSAPS à conseiller des lecteurs dont le dépôt de sang sur la bandelette se fait sans contact avec l'appareil. Ses recommandations sont bien sûr sans effet pour les particuliers qui n'utilisent leur appareil que pour eux-mêmes.

— QUESTION N° 166 —

Y a-t-il encore un intérêt à pratiquer des contrôles avec une bandelette urinaire ?

Les bandelettes urinaires proposées dans le commerce (par exemple : Kéto-diastix®, Kéto-diabur®, Multistix®...) ont plusieurs fonctions : recherche de glucose et/ou d'acétone dans les urines, recherche de nitrites, de leucocytes, de globules rouges, de protéines, mesure du pH et/ou de la densité urinaire. Trempées dans les urines du patient, elles permettent, après une minute d'attente, grâce à des variations colorimétriques qui seront comparées à une échelle de lecture graduée servant de référence, une mesure qualitative et pour certaines d'entre elles, semi-quantitative, du contenu des urines.

[8] *AFSSAPS : www.afssaps.sante.fr*

Même si l'avènement des appareils d'auto-contrôle glycémique capillaire a beaucoup réduit l'utilisation de telles bandelettes, elles gardent toutefois encore aujourd'hui, des indications précises :

- **Recherche de glucose et/ou d'acétone dans les urines du matin.** Cette analyse urinaire est généralement conseillée aux diabétiques qui ont une glycémie matinale élevée et dont on veut comprendre la cause. Si la bandelette signale beaucoup de sucres (4 croix par exemple) et de l'acétone, l'hyperglycémie matinale est alors due à une hyperglycémie nocturne permanente, donc à un sous-dosage de l'insuline. En conséquence le patient doit augmenter son insuline du soir. Par contre, si la bandelette constate une très faible quantité de glucose (1 croix) ou pas du tout et sans acétone, l'hyperglycémie matinale est probablement due à une hypoglycémie nocturne, généralement vers 04 heures du matin, provoquant une sécrétion naturelle de glucagon qui a fait alors monter la glycémie. Il s'agit donc d'un surdosage d'insuline qui doit alors être diminuée le soir. On le voit, la bandelette urinaire permet devant une même glycémie, de modifier le traitement de façon radicalement opposée !
- **Recherche d'acétone dans les urines de la journée.** Cette analyse est conseillée lorsque les glycémies de la journée sont en permanence franchement élevées. La présence d'acétone permet de signaler un danger potentiel au diabétique qui doit alors s'injecter de l'insuline rapide régulièrement pour éviter d'évoluer vers un coma acido-cétosique (cf. question N° 61). Dans cet esprit, cette mesure urinaire peut également être proposée en cas de douleurs abdominales, de vomissements ou d'infection grave.
- **Recherche de nitrites, de leucocytes et de sang dans les urines de la journée.** Il s'agit là d'identifier une infection urinaire de façon rapide qui devra toutefois être ensuite confirmée par une analyse d'urine au laboratoire de biologie médicale. En accord avec le médecin, en cas de signes cliniques évocateurs et d'une positivité de la bandelette, un traitement immédiat pourrait être entrepris rapidement par le patient avant la consultation médicale de confirmation, afin d'éviter le déséquilibre glycémique induit par toute infection évoluée.
- **Les recherches de protéines et la mesure du pH ou de la densité urinaire sont beaucoup moins fréquemment demandées.** Elles ont un petit intérêt dans l'interprétation des infections urinaires ou dans les atteintes rénales induites par le diabète, mais elles sont actuellement supplantées par d'autres investigations plus précises.

QUESTION N° 167

Y a-t-il des soins que je puisse faire sur mes pieds à la place du podologue ?

Si la place du podologue est importante en matière de suivi des patients diabétiques (cf. question N° 149), l'implication du patient lui-même reste la base indispensable à toute prise en charge efficace. Toutefois, cette tâche qui lui est dévolue doit être guidée par des recommandations claires (cf. question N° 155) afin d'éviter tout « bricolage » intempestif pouvant au final, s'avérer délétère.

Il est ainsi conseillé au patient diabétique de se prendre en charge au plan préventif et au plan curatif en complémentarité avec les interventions de son médecin et de son podologue. On insistera donc sur les comportements suivants :

- **L'hygiène :** lavage quotidien des pieds à l'eau tiède et au savon ; séchage des pieds après lavage, surtout entre les orteils ; lavage des pieds après une sudation importante (comme lors d'une activité sportive) ; précaution lors de la coupe des ongles (ciseaux à bouts ronds ou coupe-ongles) afin de ne pas blesser la pulpe de l'orteil.
- **La prévention :** changement de chaussettes chaque jour ; achat de chaussures souples et de bonne qualité en fin de journée (pieds légèrement gonflés) ; vérification de l'intérieur de la chaussure avec la main avant de la mettre pour s'assurer qu'il n'existe aucun petit objet glissé par inadvertance ou aucune aspérité ; fermeture des chaussures sans trop serrer les lacets ; circonspection à l'égard des chaussures très ouvertes (type sandalettes) qui exposent aux corps étrangers tels que les petits cailloux et graviers ; changement régulier des semelles orthopédiques ou des orthèses confectionnées par le podologue ; arrêt du tabagisme ; veiller à garder des glycémies équilibrées.
- **Le dépistage :** inspection des pieds chaque jour (passer la main sous le pied et s'aider au besoin d'un miroir) ; recherche de mycose entre les orteils ; signalement de la moindre lésion à son médecin.
- **Les soins mineurs :** application d'une crème hydratante neutre en cas de peau sèche ; application de poudre antimycosique entre les orteils tous les soirs après lavage et séchage en cas de mycose ; nettoyage des petites plaies à l'eau et au savon de Marseille et application d'un pansement de type Tulle gras avec l'accord du médecin ; confection du pansement avec une bande velpeau ou un petit filet afin d'éviter les sparadraps directement sur la peau ; surveillance avec le

médecin de la validité de la vaccination antitétanique ; respect des interdictions d'appui en cas de mal perforant plantaire traité par le podologue et le médecin (cf. question N° 66).

— QUESTION N° 168 —

Le tabac peut-il être responsable du déséquilibre de mon diabète ?

Le tabagisme n'est pas directement responsable du déséquilibre des glycémies, pas plus qu'il ne peut être désigné comme responsable du déclenchement d'un diabète. Il n'a pas d'action directe sur le pancréas ou sur les récepteurs insuliniques.

Par contre le tabac agit indirectement sur l'installation des complications survenant chez les diabétiques. Il est en effet, considéré comme un facteur de risque cardiovasculaire majeur, au même titre que l'hypertension artérielle non contrôlée, les dyslipidémies, les glycémies élevées et l'obésité (cf. question N° 67). Ainsi, les données épidémiologiques constatent que 75 % des artérites des membres inférieurs et 65 % des accidents cardiovasculaires des diabétiques surviennent chez des patients tabagiques. Au plan physiopathologique, le tabac accélère la formation des lésions athérosclérotiques (cf. question N° 65) du diabétique qui seront à l'origine de sténoses puis de thromboses artérielles graves : artérite des membres inférieurs, hypertension artérielle, atteinte coronarienne. Par le déficit en oxygène sanguin qu'il provoque, le tabac diminue également les capacités de cicatrisation des plaies du diabétique, surtout lors des maux perforants plantaires : 20 fois plus d'oxygène sont nécessaires à la cicatrisation d'une plaie en comparaison des besoins d'une peau saine.

L'arrêt du tabagisme est donc capital chez tout patient diabétique, qu'il soit bien ou mal équilibré au plan glycémique.

XIII - Les examens complémentaires

— QUESTION N° 169 —

À quoi sert un fond de l'œil ?

L'examen du fond de l'œil se pratique avec un ophtalmoscope après avoir dilaté la pupille par des instillations de gouttes d'un collyre qui contractent les muscles de l'iris (par exemple Mydriaticum® Skiacol®, Tropicamide®, Atropine®...). La dilatation obtenue, qui s'appelle une mydriase, permet de bien voir la rétine tapissant le fond de l'œil. On distingue alors les cellules rétiniennes dont la macula (cf. question N°24), la tache aveugle et les vaisseaux rétiniens.

L'objectif de cet examen est de déterminer le degré de destruction de la rétine provoquée par les déséquilibres glycémiques répétés (cf. question N°73).

Les atteintes observées au fond d'œil peuvent être (voir schéma page suivante) :

- des hémorragies rétiniennes **(1)**,
- un œdème rétinien **(2)**,
- des exsudats lipidiques (appelés des nodules cotonneux) **(3)**,
- une ischémie périphérique **(4)**,
- une déchirure de la rétine **(5)**,
- un décollement partiel ou complet de la rétine **(6)**.

Le fond d'œil doit être effectué une fois par an, chez tous les diabétiques même sans plainte visuelle. Lorsqu'une lésion sévère est découverte, l'ophtalmologue prendra les mesures thérapeutiques les plus adaptées pour protéger la macula : collyres anti-inflammatoires, collyre aux béta-bloquants, anti-hypertenseurs, photocoagulation au laser (cf. question 119), interventions chirurgicales...

IMAGE DU FOND D'ŒIL

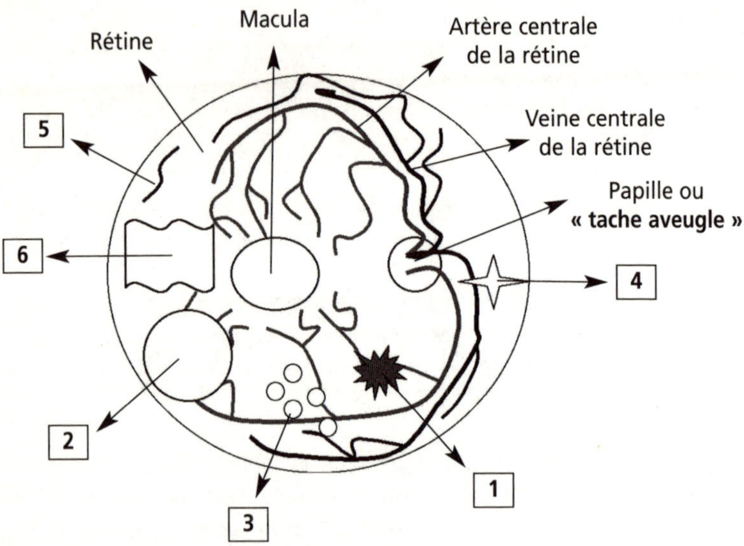

QUESTION N° 170

Pourquoi doit-on faire une angiographie rétinienne ?

L'angiographie rétinienne complète l'examen du fond de l'œil en permettant une visualisation des vaisseaux après une injection intraveineuse d'un produit de contraste. L'examen, pratiqué après dilatation de la pupille comme pour un fond d'œil, utilise un appareil appelé angiographe sur lequel est fixé un appareil photo qui prend des clichés pendant toute la durée de l'observation.

Habituellement l'angiographie dure 10 à 20 minutes ; elle n'est pas douloureuse, tout au plus désagréable à cause des flashs apparaissant lors des prises photographiques. Les produits de contrastes utilisés pour colorer les vaisseaux sont la fluorescéine qui donne un aspect jaunâtre à la peau et aux urines du patient pendant quelques heures ou le vert d'indocyanine qui colore les selles en vert dans la journée suivante.

L'angiographie est pratiquée lorsqu'une atteinte rétinienne est objectivée au fond d'œil ou en contrôle systématique tous les deux ans. Elle détecte des lésions précoces, précise l'importance des lésions rétiniennes découvertes au fond d'œil et constitue une imagerie comparative en cas de traitements réguliers par laser.

— QUESTION N° 171 —

À quoi sert un électrocardiogramme ?

Un électrocardiogramme sert à enregistrer l'activité électrique du cœur. Pour ce faire on utilise des électrodes (ce sont de petites poires ou de petites plaques plastifiées enduites d'une pâte conductrice) posées sur la peau au niveau des quatre membres (chevilles et poignets) et du thorax (partie gauche et latérale). Le patient est couché sur le dos et ne doit pas bouger pendant l'enregistrement.

L'électrocardiogramme permet d'explorer le fonctionnement du cœur. Il donne des informations sur :

- **son rythme :** régulier ou non, rapide ou lent, blocage dans la conduction électrique entre les oreillettes et les ventricules ou conduction normale,
- **ses déformations :** hypertrophie des ventricules et/ou des oreillettes, anévrisme ventriculaire,
- **ses souffrances par manque d'oxygène :** identification d'ischémies, de lésions, d'infarctus et localisation de celles-ci (antérieur, basal, postérieur, droit, gauche),
- **des troubles hydroélectrolytiques sanguins :** trop ou pas assez de potassium ou de calcium,
- **une imprégnation médicamenteuse normale ou une intoxication :** par la digitaline, la quinidine, la procaïnamide ou l'amiodarone.

Un électrocardiogramme doit être pratiqué tous les ans chez les diabétiques, même s'ils ne se plaignent d'aucun trouble particulier. En effet, les atteintes cardiaques ne sont pas toujours symptomatiques et parfois même, les infarctus du diabétique peuvent être indolores. Bien entendu, cet examen sera proposé autant de fois qu'il sera nécessaire si des plaintes spécifiques sont signalées telles que douleurs thoraciques au repos ou à l'effort, sensations de palpitations, essoufflement de repos ou à l'effort, douleurs épigastriques, douleurs dans les mâchoires ou le bras gauche...

QUESTION N° 172

À quoi sert un doppler artériel ?

L'appareil doppler sert à mesurer le flux circulatoire dans les vaisseaux sanguins. Pour ce faire, il utilise un faisceau d'ultrasons émis par une petite sonde posée sur la peau en regard de l'axe vasculaire. C'est un examen atraumatique et parfaitement indolore puisque la sonde, qui a la forme d'un petit stylo, mesure le flux par l'intermédiaire d'un gel appliqué entre la peau et l'appareil.

L'objectif de cet examen est de connaître l'état des vaisseaux sanguins :

- un flux normal signe un diamètre vasculaire normal,
- l'absence de flux signe un obstacle sur le vaisseau (c'est la thrombose),
- un flux diminué signe un rétrécissement vasculaire (souvent en raison de plaques d'athérosclérose, c'est la sténose).

Les ultrasons émis et recueillis par la sonde sont analysés et traités par un système informatique qui les transforme en sons, en tracés sur du papier millimétré, en courbes ou en colonnes de couleurs sur un écran vidéo.

Le plus souvent les axes vasculaires explorés chez le diabétique sont les artères :

- des pieds : artères tibiales postérieures et artères pédieuses,
- des jambes : artères poplitées,
- des cuisses : artères fémorales et éventuellement artères iliaques,
- du bassin et du pénis : artères iliaques et artères honteuses internes,
- du cou : artères carotides, artères vertébrales et éventuellement artères sous-clavières.

Les explorations vasculaires ne sont généralement pas pratiquées systématiquement chez tous les patients diabétiques. C'est l'apparition d'une symptomatologie spécifique, évocatrice d'une atteinte vasculaire, qui guide le clinicien dans sa demande d'examen : douleurs à la marche, crampes inexpliquées, impuissance, malaises au repos ou à l'effort, accident vasculaire ischémique cérébral...

QUESTION N° 173

On veut me faire une mesure de la pression en oxygène cutané : qu'est-ce que c'est ?

La mesure transcutanée de la pression d'oxygène, notée $TcPO_2$, est un test explorant la qualité de la micro-circulation de la peau. Cette technique est fondée sur l'utilisation d'une électrode polarographique (fixée sur une pastille autocollante en contact de la peau grâce à un gel) qui mesure la quantité d'oxygène présente dans le volume d'air compris entre le capteur et le sang circulant dans les tissus. Pour en faciliter la lecture, les vaisseaux de la peau sont dilatés par chauffage de la chambre de mesure entre 35° et 45°. En mesurant le débit en oxygène, ce test détermine en fait le débit sanguin nutritif de la peau. Il s'agit d'une méthode simple, reproductible et indolore. Elle est appliquée généralement au dos du pied, le patient étant couché ou assis, mais l'électrode peut être mise en place en tout autre territoire cutané (mollet ou cuisse).

Ce test explore l'état artériel du diabétique et permet de chiffrer les risques d'altérations tissulaires provoquées par une artériopathie des membres inférieurs (cf. questions N° 55, 57, 64). Sa réalisation est donc souhaitable en cas :

- d'ischémie critique (artérite de stade IV),
- de plaies du pied pour apprécier la capacité de cicatrisation,
- de chirurgie de revascularisation d'un membre pour en apprécier le résultat.

Si l'oxymétrie est habituellement réalisée en statique, chez un diabétique au repos couché ou assis, avec ou sans oxygène inhalé au masque, elle peut également être pratiquée à l'effort, sur un tapis roulant, à la recherche de troubles ischémiques à la marche. Dans ce cas, son indication est l'artérite de stade 2 dit de claudication intermittente.

Les valeurs normales de la $TcPO_2$ se situent entre 40 et 80 mmHg. On considère qu'il existe une ischémie permanente pour des valeurs inférieures à 35 mmHg en décubitus et une ischémie critique pour des valeurs inférieures à 10 mmHg en décubitus. Une $TcPO_2$ inférieure à 30 mmHg incite à proposer une chirurgie de revascularisation.

— QUESTION N° 174 —

Qu'est-ce qu'une coronarographie ?

Une coronarographie est un examen radiologique permettant de visualiser les artères du cœur, appelées artères coronaires. On distingue deux artères qui entourent le cœur (corona signifie couronne en latin) : l'artère coronaire gauche qui se divise en artère interventriculaire antérieure et en artère circonflexe, et l'artère coronaire droite dont le diamètre est moins important.

Pour réaliser une coronarographie, le cardiologue monte un cathéter en passant par l'artère fémorale droite, sous anesthésie locale, le patient étant allongé sur une table de radiographie, sous des champs stériles. Sous contrôle radioscopique (sur un écran dans la salle), le cathéter est remonté de l'artère fémorale jusqu'à la crosse aortique où naissent les artères coronaires. Lorsque la vérification radiologique montre que le cathéter est bien en place en face de l'origine des artères cardiaques, le produit de contraste est envoyé dans le cathéter opacifiant les artères coronaires. Pendant toute la durée de l'injection, un film enregistre les différentes séquences de progression du produit au travers des artères explorées. Ces clichés serviront à l'analyse précise de l'état des coronaires avant et éventuellement après un traitement médical ou chirurgical (pontage ou angioplastie). L'intervention dure environ une heure et l'hospitalisation est de 24 à 48 heures.

L'indication de la coronarographie est portée par le cardiologue aux vues des données de l'électrocardiogramme de repos et/ou de l'épreuve d'effort cardiaque et/ou de l'échocardiographie.

Les images de la coronarographie permettent de confirmer la notion d'angine de poitrine ou d'infarctus du myocarde en montrant une sténose ou une thrombose artérielle soit unique, soit multiple et étagée, sur une ou deux artères coronaires.

— QUESTION N° 175 —

Qu'est-ce qu'une épreuve d'effort cardiaque ?

Une épreuve d'effort cardiaque est un test des capacités cardiaques lors d'un effort musculaire produit par la marche sur un tapis roulant ou par le pédalage sur une bicyclette ergométrique (fixée au sol). L'effort fourni par le patient est graduel, réalisant des paliers progressifs grâce à des variations de vitesse et de pente du tapis roulant ou à l'application d'un frein mécanique ou électromagnétique sur la roue de la bicyclette. Ces résistances augmentant l'effort cardiaque sont exprimées en Watt.

Cette épreuve est réalisée par un cardiologue, dans une salle spécifique et équipée du matériel de réanimation cardio-respiratoire adapté. Habituellement, le patient effectue cet effort alors que tout traitement anti-angineux a été arrêté (on dit que le test est « démaquillé »).

Pendant l'épreuve, sont enregistrées la fréquence cardiaque et la tension artérielle tandis qu'un électrocardiogramme à 12 dérivations trace un reflet de la conduction électrique sur du papier millimétré. Une graduation de l'effort est programmée toutes les deux minutes environ jusqu'à la fréquence cardiaque maximale théorique (celle-ci est de 220 — âge : par exemple, à 40 ans cette fréquence maximale est de 180 cycles/minutes, à 60 ans elle n'est que de 160 cyles/minutes). L'épreuve est arrêtée si le patient présente des douleurs thoraciques ou si l'électrocardiogramme enregistre un tracé typique d'ischémie myocardique ou de troubles de rythme cardiaque.

Cette épreuve dure de 30 à 60 minutes et il n'est pas nécessaire d'être hospitalisé, même si généralement elle est réalisée à l'hôpital ou en clinique.

Les indications de l'épreuve d'effort cardiaque sont portées par le cardiologue au regard de la symptomatologie clinique du patient et/ou des résultats de l'électrocardiogramme de repos. On peut aussi réaliser ce test pour estimer l'efficacité d'un traitement médicamenteux (le patient garde alors exceptionnellement son traitement anti-angineux) ou d'un traitement chirurgical (après un pontage ou une dilatation par voie endovasculaire).

— QUESTION N° 176 —

Qu'est-ce qu'une scintigraphie myocardique ?

Une scintigraphie myocardique est une exploration radiologique du cœur qui permet d'estimer la qualité de la vascularisation du muscle cardiaque par les artères coronaires.

Pour enregistrer cette image scintigraphique, on injecte au patient, par voie veineuse, un produit faiblement radioactif (thallium ou technétium) qui va se fixer sur le muscle cardiaque (la captation du produit par la cellule myocardique est corrélée au débit coronarien). Cette exploration peut être réalisée au repos ou à l'effort. Dans ce dernier cas, elle est parfois couplée à une épreuve d'effort par bicyclette ergométrique ou le plus souvent, l'effort est simulé par une injection intraveineuse de dipyridamole qui dilate les artères coronaires et augmente leur débit comme l'aurait fait un effort physique.

Le patient est placé, après l'injection, sous une gamma-caméra qui enregistre la fixation du traceur sous forme d'une image à échelle de couleur (une faible fixation est bleue ou blanche, une forte fixation rouge ou jaune).

Les indications de la scintigraphie myocardique sont portées par le cardiologue qui peut souhaiter par cet examen, évaluer l'importance des séquelles myocardiques d'un infarctus (examen au repos) ou rechercher des signes d'insuffisance coronarienne qui n'auraient pas été dépistés par l'électrocardiogramme de repos ou d'effort. Cet examen est également proposé lorsque l'épreuve d'effort complète n'est pas ou n'a pas été possible : amputation partielle ou totale d'un membre inférieur pour artérite, obésité trop importante, essoufflement trop rapide à l'effort ou fréquence maximale théorique non atteinte par le patient (85 % de celle-ci doivent au minimum être obtenus pour que le test à l'effort soit interprétable).

— QUESTION N° 177 —

Qu'est-ce qu'un électromyogramme ?

Un électromyogramme (noté EMG) est un examen pratiqué afin de rechercher une atteinte du système nerveux périphérique ou une maladie musculaire. Sa réalisation se scinde généralement en deux parties :

- **Une première phase dite de « stimulo-détection »,** consiste en la stimulation des nerfs moteurs et sensitifs par de très faibles impulsions électriques, pour mesurer la vitesse de propagation de l'influx nerveux dans le nerf stimulé.
- **Une seconde phase dite de « détection »,** consiste en l'enregistrement de l'activité musculaire au moyen d'une aiguille électrode jetable, plantée en surface du muscle.

Le patient est allongé sur le dos, en sous-vêtement, sur la table d'examen. Généralement les quatre membres sont explorés et la durée totale de l'exploration n'excède pas 30 minutes. Les stimulations électriques provoquent de petits fourmillements mais ne sont pas douloureuses.

L'électromyogramme est fréquemment demandé pour explorer les troubles cliniques signalés par les patients diabétiques. En effet les neuropathies, complications fréquentes provoquées par l'hyperglycémie chronique, concernent 30 à 50 % des patients après une dizaine d'années d'évolution de la maladie. Bien que cette altération nerveuse touche l'ensemble du corps, c'est-à-dire aussi bien les viscères (cf. questions N° 45, 70, 72) que les membres (cf. questions N°44, 47, 53, 54), l'EMG ne peut explorer que le fonctionnement de ces derniers.

Cet examen, prescrit par le médecin généraliste ou le diabétologue, est pratiqué par le médecin neurologue, le plus souvent pour explorer les sensations de fourmillements et d'engourdissements des doigts (permettant le diagnostic de syndrome du canal carpien par exemple) et/ou les douleurs, sensations de brûlures et crampes, des membres inférieurs.

XIV - La manipulation de l'insuline

QUESTION N° 178

La longueur de l'aiguille de la seringue ou du stylo à insuline est-elle importante ?

L'insuline n'est pas absorbée de la même façon si elle est injectée dans le derme, dans l'espace sous-cutané, en intramusculaire ou en intraveineux. Ainsi, une injection trop profonde touchant le muscle la fera plus vite passer dans le sang alors qu'à l'inverse, une injection pas assez profonde, retardera son absorption.

La longueur de l'aiguille détermine des zones d'injection différentes

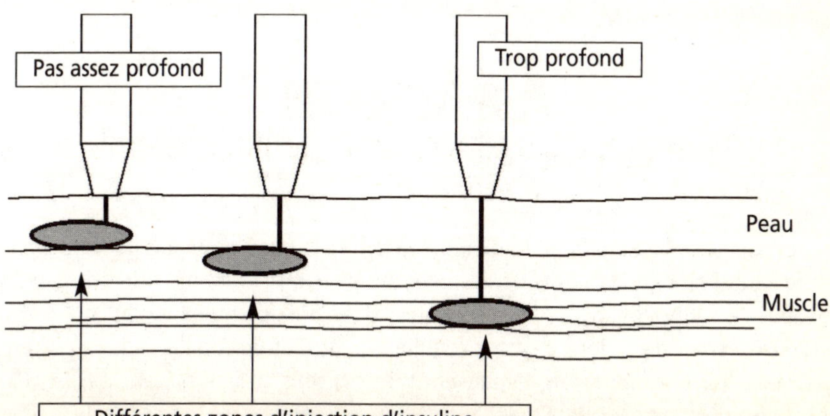

La longueur de l'aiguille (5 mm, 8 mm ou 12,7 mm) prend donc tout son intérêt dans ces circonstances et elle peut donc varier chez un même diabétique, selon l'endroit choisi pour faire l'injection. Par exemple, une injection dans le bras (au niveau du triceps où la peau est peu épaisse) peut nécessiter une aiguille de 5 mm, alors qu'une injection dans l'abdomen peut utiliser une aiguille de 12,7 mm tandis que celle dans la cuisse, adoptera une aiguille de 8 mm.

Le choix est donc déterminé par l'importance de la graisse sous-cutanée du patient et par le nombre d'hématomes (signant une piqûre vasculaire) qu'il peut constater après ses injections.

— QUESTION N° 179 —

Faut-il piquer la peau perpendiculairement ou à 45 degrés ?

Le principe qui prévaut à cette technique d'injection, c'est-à-dire pincer ou non la peau d'une main avant d'injecter de l'autre et piquer avec l'aiguille à 45° ou à 90° par rapport au plan cutané, est le même que celui évoqué pour la longueur de l'aiguille.

Ces deux gestes de pincer la peau et d'anguler l'aiguille, permettent de déterminer la profondeur du dépôt d'insuline. Ainsi, chez un sujet très maigre, pour éviter de piquer dans le muscle, il faut bien pincer la peau et injecter l'insuline avec une angulation de 45°. À l'inverse, chez un sujet très obèse, l'injection se fera sans pincer la peau et à 90°, pour être sûr de ne pas déposer l'insuline dans le derme.

— QUESTION N° 180 —

Pourquoi changer l'endroit de l'injection ?

Il est déconseillé de piquer au même endroit de la peau deux fois de suite, en raison du risque de faire de petits hématomes qui ultérieurement modifieront l'absorption de l'insuline et dont la résorption fera possiblement le lit de futures lipodystrophies. Il faut donc changer régulièrement d'endroit à l'occasion de chaque injection d'insuline. Toutefois, l'épaisseur du tissu sous cutané n'étant pas la même sur tout le corps, on considère que l'absorption de l'insuline ne se fait pas de la même façon, selon la « zone » d'injection. On détermine ainsi une zone « bras », « cuisse » ou « abdomen » et il est souhaitable, compte tenu de leur absorption intrinsèque, de garder la même zone d'injection pour les mêmes moments de la journée. Par exemple, tous les matins, l'injection se fera dans la zone bras en alternant gauche et droite et tous les soirs, ce sera la zone abdomen. Mais bien entendu le choix appartient au patient qui décidera et il peut parfaitement choisir de faire toutes les injections dans la zone abdomen ! Le respect de cette technique est le gage d'une certaine stabilité dans l'absorption de l'insuline et donc des glycémies.

Mais quel que soit le choix, il ne faut pas oublier que la même « zone » d'injection ne veut pas dire le même endroit !!

QUESTION N° 181

Faut-il désinfecter la peau avant les injections ?

La désinfection de la peau avec une compresse imbibée d'alcool à 70 °, avant de la piquer avec l'aiguille du stylo injecteur ou de la seringue, n'est pas obligatoire. Si l'hygiène du diabétique est satisfaisante (c'est-à-dire s'il se lave quotidiennement à l'eau savonneuse), il n'y a pas de risque à piquer directement la peau sans désinfection.

En pratique, comme les médecins ne sont pas toujours très sûrs de l'hygiène de leur patient, ils continuent à préconiser ce geste. Par ailleurs, lorsqu'il s'agit des parties découvertes du corps (les bras et les cuisses en été), passer une compresse ou un coton imbibé d'alcool avant de piquer, permet de dégraisser un peu la peau, d'enlever la sueur et d'ôter quelques poussières localement, ce qui contribue à minimiser les risques de pénétration d'impuretés sous la peau, donc d'abcès sous-cutané, lors de l'injection.

QUESTION N° 182

Faut-il désinfecter la peau avant le contrôle de glycémie capillaire ?

Il ne faut surtout pas passer de l'alcool ou tout autre produit désinfectant sur les doigts avant de les piquer avec une lancette pour réaliser une mesure de la glycémie capillaire. Ces produits interagissent avec les réactifs de la bandelette et risquent de fausser la valeur de la glycémie affichée par l'appareil.

Un simple lavage à l'eau savonneuse suffit pour préserver les doigts d'un risque infectieux (tel qu'un panaris par exemple) induit par la piqûre. Ce geste permet également d'ôter toute trace de denrée alimentaire pouvant également interagir avec la lecture (par exemple, en épluchant une orange avec les doigts, les traces de sucre sur la pulpe faussent nettement les glycémies capillaires : 3 g/l peuvent s'afficher au lieu de 1 g/l !).

— QUESTION N° 183 —

Faut-il changer l'aiguille du stylo injecteur à chaque injection ?

Il est recommandé de changer l'aiguille de son stylo injecteur ou de sa seringue à l'occasion de chaque injection. En effet, les aiguilles sont creuses et à chaque traversée de la peau, des microparticules du tissu cutané et sous-cutané peuvent rester adhérentes sur le métal et contribuer à boucher progressivement l'aiguille. Par ailleurs, alors que l'aiguille est stérile lors de sa première utilisation, elle devient septique lors des utilisations suivantes, augmentant les risques infectieux ultérieurs... surtout si la peau n'est pas lavée régulièrement.

Pour ces deux raisons principales, les médecins engagent leurs patients diabétiques à changer régulièrement leurs aiguilles. Toutefois pour des raisons pratiques (déplacement hors du domicile toute la journée, difficultés d'avoir un stock d'aiguilles sur soi en plus des différents stylos et appareils d'autosurveillance), une tolérance est de mise pour pratiquer deux injections avec la même aiguille dans la même journée. Attention, ceci n'est valable que pour un même utilisateur ! Il ne faut surtout pas réutiliser du matériel usagé pour faire une injection d'insuline à une autre personne : le stylo et l'aiguille doivent être stériles donc neufs !

— QUESTION N° 184 —

Faut-il changer l'aiguille de l'autopiqueur à chaque piqûre ?

Comme pour les aiguilles des stylos injecteurs, il est recommandé de changer la lancette de l'autopiqueur à chaque utilisation. En effet, les lancettes peuvent devenir un lieu de prolifération microbienne en raison du sang qui les souille après chaque piqûre et donc être responsables d'infections sous-cutanées. Mais elles peuvent aussi être la source de douleurs plus importantes à l'occasion de chaque piqûre en raison de l'usure progressive qui émousse la lancette après plusieurs utilisations.

Toutefois pour les mêmes raisons pratiques que pour les aiguilles des stylos injecteurs, on tolère la réutilisation deux fois de suite de la même lancette dans la même journée.

Attention, ceci n'est également valable que pour un même utilisateur. Il ne faut surtout pas réutiliser des lancettes usagées pour faire un contrôle glycémique à une autre personne : les lancettes doivent être neuves et la partie de la bandelette sur laquelle est déposée la goutte de sang ne doit pas avoir de contact avec l'appareil d'autocontrôle glycémique capillaire (cf. question N° 165).

— QUESTION N° 185 —

Peut-on changer sa dose d'insuline seul ?

Un diabétique peut parfaitement changer la dose d'insuline qui lui a été fixée par son médecin. En effet lorsque l'insulinothérapie est instituée en ambulatoire, la dose fixée est volontairement assez basse, en deçà des besoins estimés pour son poids et son activité physique, pour éviter les hypoglycémies toujours préjudiciables tant sur le plan de l'équilibre glycémique que psychologiquement. Le diabétique doit alors modifier progressivement sa dose d'insuline jusqu'à l'équilibration recherchée. Lorsque l'insulinothérapie est instaurée en cours d'hospitalisation, les doses sont généralement surestimées car l'activité physique du patient est loin de celle qu'il exercera réellement à sa sortie. Parfois les doses sont sous-estimées en raison d'une richesse alimentaire au retour à domicile bien plus importante que celle apportée par les repas hospitaliers et ce malgré les conseils prodigués par la diététicienne. Dans les deux cas, il faudra donc, là encore, que le diabétique réalise quelques modifications posologiques dans les jours qui suivront sa sortie de l'hôpital.

Pour effectuer ces modifications, une formation dite « éducation thérapeutique » doit être proposée par le médecin généraliste ou le diabétologue, afin de donner des repères et des guides pratiques au patient. Généralement une transcription des schémas de modifications posologiques de l'insuline sur le carnet de surveillance des glycémies capillaires, consolide cet apprentissage et permet au diabétique de garder avec lui un aide-mémoire adapté à ses besoins, facteur de sécurité supplémentaire.

Bien entendu, cette modification du traitement ne doit pas obligatoirement être effectuée par le patient et, le cas échéant, l'aide d'une infirmière à domicile peut très bien répondre à ces nécessités.

QUESTION N° 186

Quand changer sa dose d'insuline ?

Les doses d'insuline doivent être modifiées lorsque les glycémies ne correspondent pas aux repères fixés par l'équipe médicale. Bien entendu ces chiffres glycémiques qui vont servir de bornes pour déclencher un changement posologique seront différents selon les patients : autant ils seront exigeants pour une femme enceinte ou un sujet jeune souffrant d'une complication microangiopathique (glycémies entre 0,60 g/l et 1 g/l), autant ils pourront être plus lâches pour un sujet très âgé ou un patient cancéreux à un stade terminal (glycémies entre 1 g/l et 1,60 g/l voire 2 g/l). Des schémas simples peuvent ainsi être retenus :

- **La fixation des doses d'insuline lente, semi-lente ou mélangée.** Les changements posologiques dans le sens d'une diminution des doses, sont réalisés immédiatement lorsque la valeur glycémique minimale est atteinte ou dépassée. Lorsque la valeur glycémique maximale est atteinte ou dépassée, l'augmentation de l'insulinothérapie peut éventuellement attendre 48 heures, afin que cette hyperglycémie soit confirmée.
- **La fixation des doses d'insuline rapide ou ultra-rapide.** Les modifications posologiques doivent être effectuées immédiatement.

QUESTION N° 187

Comment changer sa dose d'insuline ?

Pour changer ses doses d'insuline, il faut que le patient diabétique effectue régulièrement des glycémies capillaires encadrant ses injections afin qu'il ait un aperçu de ses besoins insuliniques et des effets de son insulinothérapie. Souvent (cf. question N° 163), à l'instauration d'un traitement, on demande au patient de réaliser de nombreux contrôles glycémiques capillaires pour juger du bien fondé des choix thérapeutiques et aider à affiner les doses au cours de la journée. Ensuite un contrôle avant chaque injection permettra de s'assurer que les doses restent bien adaptées aux besoins du patient selon les saisons, son activité professionnelle, ses exercices physiques, ses repas... Sauf exception, les modifications de posologies ne se font que par palier de 2 unités (chez l'enfant de 1 unité).

Les doses d'insuline sont modifiées en fonction de la cinétique d'action du produit utilisé :

- **L'insuline rapide et ultra-rapide :** la glycémie du moment indique la modification à faire pour l'injection du moment. Par exemple : une glycémie élevée à midi doit faire augmenter de 2 unités l'insuline rapide du midi ; une glycémie basse impose une diminution de 2 unités de l'insuline rapide.
- **L'insuline semi-lente ou mélangée :** la glycémie du moment indique la modification à faire pour l'injection 12 heures plus tard. Par exemple : une glycémie élevée le matin au réveil doit faire augmenter de 2 unités l'insuline du soir (car c'est l'injection du soir qui est responsable du résultat glycémique constaté le matin) et on ne touche pas à la dose d'insuline du matin ! ; une glycémie élevée le soir impose une augmentation de 2 unités l'insuline le lendemain matin (car la glycémie du soir est le résultat de l'injection d'insuline semi-lente du matin) et on ne modifie pas la dose d'insuline du soir. Il en est de même lorsque les glycémies sont basses : les chiffres du matin conditionnent la dose du soir ; ceux du soir, la dose du matin.
- **L'insuline lente :** la glycémie du moment indique l'effet de l'insuline réalisée 24 heures avant.

QUESTION N° 188

Je suis malade, je ne mange plus, puis-je arrêter de me faire mon insuline ?

Surtout pas ! un arrêt complet de l'insulinothérapie serait la cause d'une acidocétose grave pouvant conduire au coma. Les maladies, quelles qu'elles soient, sont considérées comme un stress pour l'organisme (cf. question N° 159). De ce fait, elles sont par elles-mêmes pourvoyeuses d'hyperglycémies même si aucune alimentation n'a lieu. Dans ces circonstances, il faut donc redoubler de vigilance et régulièrement surveiller tant ses glycémies que la présence d'acétone dans les urines.

En pratique, on demande donc au patient diabétique de faire les mêmes doses d'insuline qu'à l'accoutumée et de surveiller ses glycémies toutes les 3 heures pour suivre ses besoins. C'est la glycémie et l'acétonurie qui conditionneront les doses d'insuline, pas la nature et la qualité de l'alimentation du moment (soupe, tisane, jambon). Si la peur de survenue d'une hypoglycémie l'angoisse trop, surtout si personne à domicile ne peut l'aider à se surveiller, le sujet diabétique pourra alors faire seulement les 2/3 de sa dose et compenser les glycémies trop hautes avec de l'insuline ultra-rapide (il constatera alors que pendant les premiers temps de sa maladie, ses doses quotidiennes d'insuline augmentent, même s'il ne mange pas !).

Avec le traitement de sa maladie intercurrente proposé par son médecin traitant, la régulation glycémique aidée par des rajouts d'insuline ultra-rapide se fera assez rapidement, même avec une alimentation allégée.

Par contre, si l'alimentation par la bouche n'est pas possible pendant plus de 48 heures ou si des vomissements incoercibles persistent pendant plus de 24 heures, les déficits hydroélectrolytiques seront tels, qu'une hospitalisation pour une réhydratation par perfusion intraveineuse deviendra nécessaire. En effet, il ne faut pas dans ces circonstances, prendre le risque de voir s'installer un coma hyperosmolaire chez les sujets âgés ou un coma acido-cétosique chez les plus jeunes.

XV - Le diabétique dans la société

QUESTION N° 189

Y a-t-il un risque à se faire vacciner quand on est diabétique ?

Il n'y a aucun risque à se faire vacciner quand on est diabétique ! Au contraire, il faut même se faire régulièrement suivre et bénéficier de toutes les recommandations du calendrier vaccinal, tant le diabète déséquilibré peut rendre plus fragile au plan infectieux. Pour simplifier, nous retiendrons les éléments suivants :

- tétanos et poliomyélite : tous les 10 ans,
- rubéole : pour les femmes jeunes en âge de procréer et non vaccinées dans l'enfance,
- grippe : tous les ans,
- pneumocoque : tous les 5 ans chez les diabétiques fragilisés (syndrome néphrotique, insuffisants respiratoires, insuffisants cardiaques),
- leptospirose et rage : pour certaines professions,
- fièvre jaune, méningocoque, rage, typhoïde : pour certains voyages.

— QUESTION N° 190 —

Comment voyager, même très loin, sans prendre de risque avec mon diabète ?

Le fait d'être diabétique n'empêche pas de prendre des vacances très loin de son domicile ou de voyager pour des raisons professionnelles vers des pays occasionnant d'importants décalages horaires. Il faut simplement être prévoyant et prendre certaines précautions pour anticiper d'éventuelles difficultés. On retiendra donc les principaux éléments suivants :

- **Emporter le double de matériel que prévu pour la période d'absence** (aussi bien en quantité d'insuline qu'en bandelettes ou lancettes). Ce matériel sera stocké dans deux bagages différents, pour éviter les difficultés en cas de perte ou de vol.
- **En cas de voyage en avion, ne pas mettre son matériel en soute,** l'emporter en cabine avec soi (éventuellement confier le matériel en double à une seconde personne accompagnante).
- **Pendant le trajet, surtout pour les vols internationaux dits « transméridiens » (avec fort décalage horaire), faire des glycémies capillaires régulièrement** et utiliser un stylo injecteur d'insuline ultra-rapide pour compenser les hyperglycémies inévitables, notamment à l'occasion des nombreux petits repas ou collations servis dans les avions.
- **À l'arrivée dans le pays, essayer de prendre le rythme de la vie locale le plus vite possible.** Continuer à faire les insulines semi-lentes habituellement prévues pour encadrer la journée (le matin et le soir du pays visité) et rajouter des injections d'insulines ultra-rapides 2 à 3 fois par jour en plus pour rééquilibrer les glycémies de la journée. Habituellement en 48 heures, les rythmes physiologiques alimentaires et du sommeil reprennent et les glycémies se stabilisent.
- **Si le voyage est effectué en train ou en voiture, prévoir des collations en sucres lents et rapides pour les besoins du trajet.** Là encore, des contrôles glycémiques capillaires réguliers sont gages de sécurité.
- **L'insuline supporte pour le trajet la température ambiante (à condition de ne pas la laisser geler sur le toit de la voiture en partant aux sports d'hiver ou de la faire bouillir sur la plage arrière de la voiture en plein été).** Si cela est possible, on aura avantage à la placer dans des petites boîtes isothermes que l'on trouve en pharmacie ou sur commande dans les laboratoires pharmaceutiques. À l'arrivée, il faudrait placer les réserves d'insuline au réfrigérateur, mais si le séjour est inférieur à un mois, la stabilité de l'insuline à température ambiante est telle, que ce geste n'est actuellement plus obligatoire.

- **Si le voyage se fait en couple ou à plusieurs personnes, une ampoule de glucagon avec le matériel nécessaire à son injection peuvent être emportés.** Toutefois il faut que le conjoint ou la personne désignée dans le groupe, connaisse les signes d'hypoglycémie grave et sache injecter le glucagon.
- **Posséder sur soi, un double de l'ordonnance de son traitement** en cas de perte ou de vol complet des bagages sur le lieu de vacances.
- **Posséder sur soi une carte de diabétique qui sera trouvée facilement dans les papiers d'identité** par les médecins de secours d'urgence (type SAMU) en cas d'accident. Une traduction dans la langue du pays peut même éventuellement être rajoutée : je suis diabétique se traduit en anglais par « I have diabetes » ; en espagnol par « Yo soy diabetico » ; en italien par « Io sono diabetico » ; en allemand par « Ich bin zuckerkrank ».
- **Selon les destinations, quelques précautions supplémentaires peuvent être envisageables et discutées avec le médecin traitant :** vaccinations spécifiques, médicaments contre les diarrhées, la fièvre, les douleurs...

— QUESTION N° 191 —

Y a-t-il des métiers interdits aux diabétiques ?

Compte tenu des progrès de la surveillance, du dépistage des complications et de la thérapeutique, on ne devrait plus voir aujourd'hui de métiers strictement interdits aux diabétiques. Tout au plus, certains exercices professionnels pourraient être déconseillés ou encadrés, selon la situation métabolique et clinique des patients.

Malheureusement, la législation n'a pas suivi les progrès scientifiques et pédagogiques et elle est restée inchangée depuis 1950 ! Légalement, certains métiers demeurent donc inaccessibles aux diabétiques, tels que :

- toutes les écoles militaires (y compris l'École Polytechnique ou l'École du Service de Santé des Armées) et les métiers de l'armée,
- les écoles d'ingénieur des eaux et forêts ou du génie rural,
- les écoles d'officier des haras,
- le métier de préposé ou d'agent breveté des douanes ou de la Sûreté Nationale,
- les métiers d'ingénieur ou d'adjoint technique à la Direction des Mines, d'ingénieur ou d'adjoint technique aux Ponts et Chaussées,
- le métier de contrôleur ou inspecteur de la Sécurité Sociale,

- le métier d'ingénieur ou d'agent technique géographe,
- les emplois nécessitant une aptitude Outre-Mer,
- les emplois correspondant à des postes de sécurité ou nécessitant un service actif de jour et de nuit : service de lutte contre l'incendie, surveillance dans les établissements pénitentiaires, aviation civile ou commerciale, aiguilleur du ciel, marine marchande,
- les métiers nécessitant un permis de conduire du groupe II : conducteurs de poids lourds, véhicules de transport en commun, véhicules de ramassage scolaire, taxis, ambulances.

Si le diabète est découvert alors que le patient exerce déjà un de ces métiers, de nombreuses dérogations peuvent être négociées efficacement par le patient et son diabétologue avec les instances tutélaires. Ainsi, sauf pour des cas très particuliers engageant manifestement la vie du patient ou celle des autres, la poursuite de l'exercice professionnel encadrée par le médecin du travail et le diabétologue, reste possible.

— QUESTION N° 192 —

Quelle prise en charge par la sécurité sociale ?

Le diabète fait partie de la liste des affections de longue durée exonérantes (ALD) que l'Assurance Maladie prend en charge. Le libellé N° 8 énonce ainsi que les « diabète de type 1 et diabète de type 2 » bénéficieront de l'exonération du ticket modérateur et seront pris en charge à 100 % pour leurs traitements, leurs explorations biologiques et leurs examens complémentaires.

Ce financement des soins accordé par la caisse d'Assurance Maladie ne concerne que les soins nécessaires à la bonne prise en charge du diabète (examens biologiques, examens paracliniques, consultations médicales, actes infirmiers, actes des kinésithérapeutes, interventions chirurgicales, actes de radiologie, pharmacie...). Mais il s'étend aussi aux affections intercurrentes secondaires au diabète telles que les micro et macroangiopathies (cf. questions N° 64 et 65) et les surinfections multiples telles que les mycoses cutanéo-muqueuses ou les maux perforants plantaires.

Pour l'instant, les caisses d'Assurance Maladie, ne remboursent pas les consultations de diététiciennes et les actes de podologie. Des négociations entre les professionnels concernés et le ministère de la Santé tentent de trouver un accord pour au moins permettre la prise en charge de quelques actes annuels de type forfaits de soins. En attendant, des solutions départementales ou régionales sont proposées soit par les caisses primaires d'Assurance Maladie, soit par des réseaux de prise en charge de diabétiques.

QUESTION N° 193

Peut-on demander une carte d'invalidité ?

Les complications du diabète déséquilibré peuvent après quelques années, lourdement invalider la personne concernée. Une cécité partielle ou totale, une hémiplégie après un accident vasculaire cérébral, une insuffisance cardiaque sévère, la claudication des membres inférieurs lors d'une artérite, l'amputation d'un pied ou d'une jambe, sont autant de conséquences graves secondaires à l'hyperglycémie chronique, handicapant la personne diabétique.

Ce sont pour ces circonstances particulières qu'une demande de prise en charge médico-sociale peut être adressée à la Commission Technique d'Orientation et de Reclassement Professionnel (COTOREP), qui est seule habilitée à statuer sur la situation médicale du patient. Après une analyse du dossier médical et un examen clinique, elle se prononce sur la nécessité d'attribuer le statut de travailleur handicapé au diabétique et peut recommander une éventuelle reconversion professionnelle.

Toutefois, pour qu'un diabétique puisse bénéficier d'une carte d'invalidité, il faut qu'il présente une altération importante de son état de santé, attesté par une invalidité supérieure ou égale à 80 %. Le barème de base qui sert de référence en matière de pourcentages d'invalidité est le suivant :

- **diabète de type 2 :** taux de 5 à 20 %,
- **diabète de type 2 insulinotraité (insulinorequerant) :** taux de 15 à 30 %,
- **diabète de type 1 équilibré :** taux de 25 à 35 %,
- **diabète de type 1 instable :** de 50 à 75 %.

C'est à partir des repères proposés par ce barème, que les médecins de la commission pondèrent le taux d'invalidité du demandeur en fonction de l'importance de ses complications.

QUESTION N° 194

Suis-je autorisé à conduire en étant diabétique ? et quels véhicules ?

Les personnes diabétiques peuvent parfaitement conduire leur voiture et les statistiques des assureurs et de la sécurité civile montrent d'ailleurs qu'elles n'ont pas plus souvent d'accident que les personnes non diabétiques.

Toutefois, compte tenu du fait que des malaises peuvent survenir plus fréquemment chez les sujets diabétiques ou que des lésions oculaires peuvent altérer leur vison, le législateur a prévu la nécessité d'un contrôle médical régulier afin qu'ils ne deviennent, sur la route, ni dangereux pour eux-mêmes, ni pour les autres. De ce fait, le diabète figure sur la liste des affections incompatibles avec la délivrance définitive du permis de conduire (arrêté du 4 octobre 1988).

Les diabétiques doivent donc déclarer leur diabète à la Préfecture avant de passer leur permis de conduire (une absence de déclaration ou une fausse déclaration est sanctionnable). Ils seront alors examinés par les médecins de la commission départementale du permis de conduire qui détermineront la durée de validité du permis selon leur état de santé : niveau d'équilibre des glycémies, gravité des éventuelles complications et leurs traitements (rétinopathies, neuropathies, atteinte podologique). Un contrôle rythmé par la commission médicale s'installe alors (minimum tous les ans et maximum tous les 5 ans) déterminant à chaque fois la nouvelle durée de la prorogation du permis. Cette procédure qui permet de s'assurer que le diabétique est bien suivi et bien traité est souvent rendue plus facile si le diabétologue traitant donne à son patient un certificat médical détaillé à présenter à la commission. Ces éléments concernent les véhicules légers du groupe I c'est-à-dire les permis A et B.

La législation est beaucoup moins permissive dès lors qu'il s'agit des véhicules lourds ou des véhicules légers du groupe II, c'est-à-dire les permis C, D, E : poids lourds, transports en commun, taxis, ambulances, véhicules de ramassage scolaire. Ainsi, elle interdit aux diabétiques de type 1 de conduire ces véhicules et n'autorise la conduite aux diabétiques de type 2, que s'ils ne présentent aucune complication et s'ils possèdent un très bon équilibre glycémique.

Quant à l'assurance de sa voiture, il est nécessaire que le diabétique prévienne le médecin de sa compagnie par un courrier recommandé, pour lui signaler sa maladie. En cas d'oubli volontaire ou non, l'assureur peut considérer le contrat comme juridiquement nul et évoquer la clause de fausse déclaration pour refuser de payer un sinistre !

— QUESTION N° 195 —

Faut-il prévenir mon employeur que je suis diabétique ?

Non ! L'employeur ne doit pas avoir accès au dossier médical des personnes travaillant pour lui. Ceci est vrai tant pour le secteur public que pour le secteur privé. La loi n° 90-602 du 12 juillet 1990 assure ainsi la protection des diabétiques contre toutes discriminations basées sur leur état de santé ou leur handicap.

Un employeur ne peut donc refuser un candidat du fait de son état diabétique dès lors qu'il bénéficie des compétences requises pour le poste.

C'est le médecin du travail qui doit statuer sur l'adéquation du poste avec l'état de santé du patient diabétique. C'est lui qui indique à l'employeur, sans donner de diagnostic, si le candidat est médicalement apte à l'exercice professionnel ou si l'employé, après un arrêt de travail, peut reprendre son activité professionnelle.

— QUESTION N° 196 —

Faut-il prévenir mon médecin du travail ?

Il n'est pas nécessaire de prévenir son médecin du travail que l'on est diabétique. Les médecins hospitaliers et les spécialistes libéraux ne leur envoient pas non plus de copie de leurs comptes rendus des explorations réalisées, alors qu'ils sont tenus de le faire pour le médecin généraliste traitant.

Toutefois, le médecin du travail est un médecin dont la fonction est d'aider l'employé dans son exercice professionnel, de le protéger des risques inhérents à son milieu et de le guider dans sa recherche d'un poste adapté à ses éventuels problèmes médicaux. Autant il n'est donc pas conseillé de prévenir un employeur de sa condition de diabétique, autant en informer le médecin du travail paraît être une mesure sage et pertinente pour l'avenir du salarié dans son entreprise. Cette connaissance permettra au médecin du travail d'avoir une réaction rapide et adaptée si un problème médical devait survenir sur le lieu du travail et autorisera l'infirmière du centre médical à faire quelques contrôles glycémiques capillaires au besoin selon les souhaits du patient. Enfin, selon le métier exercé, une réflexion protectrice spécifiquement ciblée sur les complications du diabète pourra être menée par le médecin du travail afin d'éviter aux diabétiques certains postes dangereux, par exemple :

- **pour les yeux** : attention aux petites projections métalliques sur la cornée, réflexions quant aux postes nécessitant une acuité visuelle parfaite, exercice dans la pénombre...,
- **pour les pieds** : attention aux potentielles chutes d'objets lourds, aux chaussures de protection inadaptées à un pied cubique...,
- **pour une artérite et/ou une neuropathie des membres inférieurs** : éviter les longues distances à parcourir quotidiennement, une station debout prolongée, une exposition au froid...,
- **pour une coronaropathie ou une insuffisance cardiaque** : attention aux soulèvements d'objets lourds, aux escaliers à gravir fréquemment, aux stress thermiques réguliers...

— QUESTION N° 197 —

Faut-il que je parle de mon diabète à mes collègues de travail ?

Il n'est pas utile qu'un diabétique prévienne l'ensemble de ses collègues de travail de son état. Le secret médical ne concerne ni le chef de l'entreprise, ni le directeur du personnel, ni les employés dans leur ensemble et il n'est pas nécessaire de prendre le risque qu'une personne mal attentionnée, fasse état de la maladie de leur collègue pour lui nuire sur la base de son ignorance de ce que représente réellement le diabète.

Toutefois, il est conseillé au diabétique d'informer un ou deux proches collaborateurs de sa condition afin que ces derniers puisse le soutenir dans certaines circonstances telles que l'identification de la nature hypoglycémique d'un malaise, l'assistance lors du resucrage ou l'aide à l'utilisation d'un appareil d'autocontrôle glycémique capillaire. Cette précaution est d'autant plus nécessaire que le patient diabétique travaille à un poste à risque au sein duquel un malaise peut lui coûter la vie ou le blesser très sérieusement : presse à métaux, grande scie circulaire de découpe, forge, manipulation de creusets pour métal fondu...

QUESTION N° 198

Mon jeune fils est diabétique et n'ose pas se mêler aux jeux de ses camarades, est-il intéressant pour lui de faire partie de l'Association Française des Jeunes Diabétiques ?

L'Association Française d'Aide aux Jeunes Diabétiques, notée AJD[9] est une association reconnue d'utilité publique qui rend de très grands services aux enfants diabétiques. Elle assure non seulement un enseignement de qualité auprès des enfants et des parents de diabétiques, mais encore des activités de type colonies de vacances où les enfants, encadrés par des professionnels de santé, peuvent faire du sport en toute tranquillité (voile, natation, ski, escalade...). Une trentaine de « Clubs des familles » sont répartis sur le territoire français pour décentraliser l'esprit de l'AJD au plus proche des enfants, tandis que l'association édite annuellement des « Bulletins d'information de l'AJD » et des « Dossiers de l'AJD » permettant de créer du lien entre les adhérents et d'assurer une formation et une information actualisée régulière.

L'enfant diabétique trouvera surtout ce qu'il cherche au début de sa maladie : être comme les autres enfants et ne pas souffrir de la différence. Au sein des séjours de vacances de l'AJD, il reprendra confiance en lui en s'apercevant que tous les autres enfants autour de lui sont diabétiques et qu'ils partagent tous les mêmes préoccupations. Il comprendra vite que son diabète n'est pas un handicap pour faire du sport, faire un bivouac, vivre en société et ... partager les plaisirs de la table.

QUESTION N° 199

Quel est l'intérêt pour un diabétique d'adhérer à une association de diabétiques ?

L'Association Française des Diabétiques, notée AFD[10], permet d'assurer aides, soutiens et informations régulières à tous les diabétiques français. Elle bénéficie d'une infrastructure exceptionnelle sous la forme d'antennes dans chaque département

[9] *http://www.ajd-educ.org*

[10] *http://www.afd.asso.fr*

français. Elle édite mensuellement une revue appelée « Équilibre » qui permet de créer du lien entre les régions par des reportages locaux et la publication de témoignages de patients diabétiques aux expériences multiples, mais elle permet aussi la transmission d'un enseignement thérapeutique et nutritionnel de qualité grâce à la participation de nombreux professionnels de santé (médecins, infirmières, diététiciennes, podologues).

L'association, forte de très nombreux adhérents, est également un interlocuteur indispensable pour les services de l'État, décentralisés ou non. L'AFD est ainsi le partenaire aussi bien de la caisse nationale d'assurance maladie que de la direction générale de la santé au ministère de la santé. En région, par ses antennes locales, elle participe aux actions menées par le comité régional et départemental d'éducation à la santé et/ou la direction régionale et départementale des affaires sanitaires et sociales. Avec l'ouverture des conseils d'administration des centres hospitaliers à la société civile, il n'est pas rare que l'un des membres d'une association départementale de diabétiques y ait un siège.

— QUESTION N° 200 —

Que penser des réseaux de soins ?

Un réseau de soins est l'organisation d'une prestation collective apportée par des professionnels de santé en réponse à un besoin de santé des individus et/ou de la population à un moment donné, sur un territoire donné. Le réseau de prise en charge des diabétiques est donc constitué de nombreux partenaires susceptibles d'intervenir auprès de lui : médecins généralistes, diabétologues, cardiologues, néphrologues, ophtalmologues, infirmières, diététiciennes, podologues, psychologues, biologistes, assistantes sociales, éducateurs sportifs... mais aussi associations de patients !

Le réseau permet de coordonner l'action de chacun autour du diabétique pour son plus grand bénéfice. Il décloisonne les spécialités et facilite les échanges entre professionnels. Par ailleurs, il peut financer des soins encore non pris en compte par l'Assurance Maladie telles que les consultations de podologues et/ou de diététiciennes. Au regard du peu de temps dont disposent les médecins généralistes pour assurer une éducation thérapeutique toujours longue et répétitive, le réseau peut se charger de cet enseignement à la demande des professionnels de soins. Par ailleurs, il peut également mettre son matériel et ses locaux à disposition des médecins généralistes ou spécialistes qui veulent s'impliquer eux-mêmes en matière d'éducation à la santé.

Index

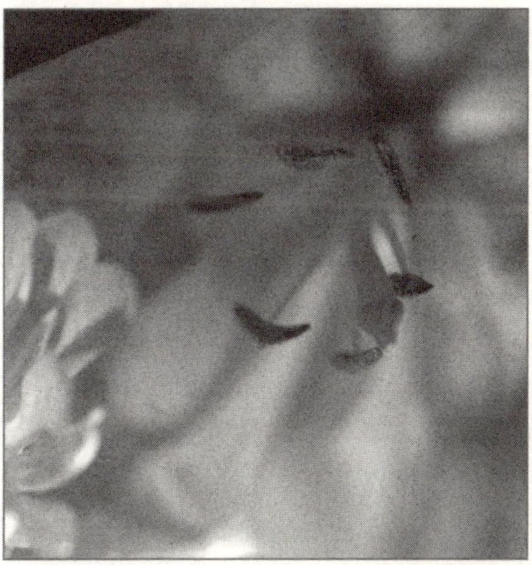

Chaque mot-clé est renvoyé au numéro de la (ou des) question(s) concernée(s), non à sa pagination.

Adresses utiles

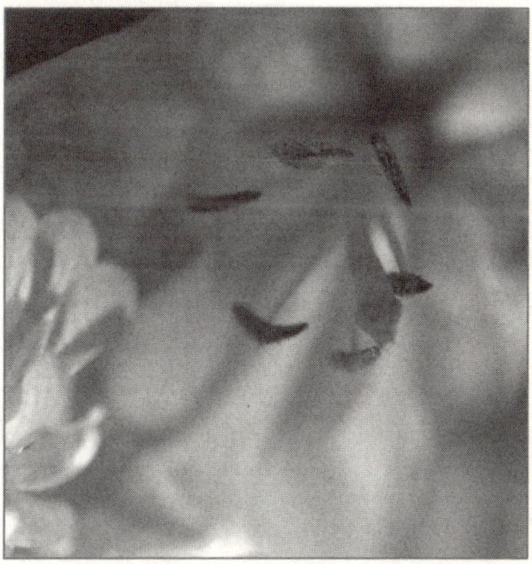

■ **Association Française des Diabétiques**

58, rue Alexandre Dumas • 75544 Paris

E-mail : afdsiege@noos.fr • Site : www.afd.asso.fr

■ **Aide aux Jeunes Diabétiques**

17, rue Gazan • 75014 Paris

Site : www.ajd-educ.org et www.diabete-France.net

■ **Ligue des Diabétiques de France**

47, rue Montpensier ou 1, rue de Segure • 64000 Pau

E-mail : pau.liguediabetiquesfrance@worldonline.fr

■ **Mellitis : Manuel ; Nutrition ; Éducation**

Site : http://www-sante.ujf-grenoble.fr/SANTE/alfediam/mellitis.html

■ **Agence Française de Sécurité Sanitaire des Produits de Santé (AFSSAPS)**

143, boulevard Anatole France • 93285 Saint-Denis Cedex

Site : http://www.afssaps.sante.fr/

■ **Agence française de sécurité sanitaire des aliments (AFSSA)**

27-31 avenue du Général Leclerc • 94701 Maisons-Alfort

Site : http://www.afssa.fr

Bibliographie

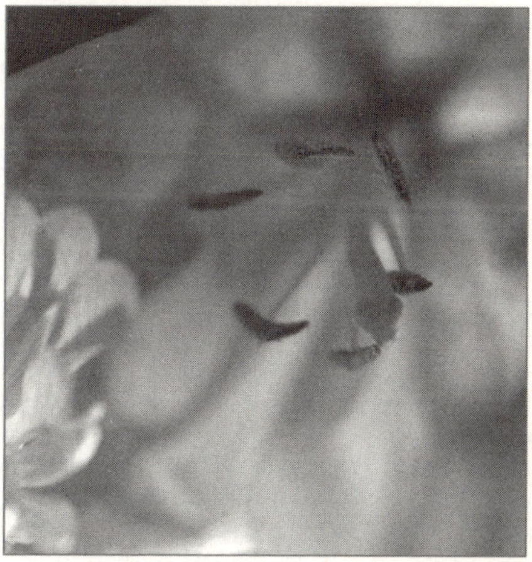

DU MÊME AUTEUR

Les infections hospitalières, Éd. Presse Universitaires de France, col. Que sais-je ?, 1998.

Les maladies infectieuses, Éd. Vernazobres, 2001.

Le corps et ses rythmes, Éd. Dangles, 2002.

Le diabète, défi médical du XXIe siècle, Éd. Hermann, 2003.

Obésité, causes, conséquences et réponses, Éd. Hermann, 2004.

SUR LE DIABÈTE

Guide Pratique du Diabète, A. Grimaldi, A. Heurtier, F. Bosquet, P. Cornet, N. Masseboeuf, M. Popelier, C. Sacon, Éd. Masson, 2003.

Le régime sans sucre, G. Charpentier, Éd. Hachette, 2001.

Le diabète au quotidien, E. Renard, Éd. Odile Jacob, 1997.

Mieux vivre avec un diabète, G. Slama, Éd. Odile Jacob, 2003.

Le diabète chez l'enfant et l'adolescent, L. Geoffroy, M. Gonthier, Éd. Hôpital Sainte Justine, 2003.

Guide de l'alimentation du diabétique, M.-G. Fusi, M.-T. Bandera, Éd. De Vecchi, 2001.

Automesure tensionnelle : Guide pratique, G. Bobrie, Th. Denolle, N. Postel-Vinay, Éd. Imothep/Maloine, 2000.

© 2ème édition
www.2emeedition.com
200 QUESTIONS-CLÉS SUR LE DIABÈTE
ISBN 978-2-36121-000-7

Dépôt légal : Avril 2010

IMPRIMÉ EN FRANCE

TWAPI MOA
Un lien entre les êtres

• Conception • Graphisme • Réalisation •

Maquette et mise en page : agence TWAPIMOA - Paris 11e

Achevé d'imprimer le 24 février 2010 sur les presses de l'imprimerie « La Source d'Or »
63039 Clermont-Ferrand - Imprimeur n° 14589

Dans le cadre de sa politique de développement durable, La Source d'Or a été référencée IMPRIM'VERT® par son organisme consulaire de tutelle.
Cet ouvrage est imprimé - pour l'intérieur - sur papier bouffant « Munken Print » 90 g provenant de la gestion durable des forêts, des papeteries Arctic Paper, dont les usines ont obtenu les certifications environnementales ISO 14001 et E.M.A.S.